DEUTSCHE
DEMOKRATISCHE
REPUBLIK
DEUTSCHE AKADEMIE
DER
LANDWIRTSCHAFTS-
WISSENSCHAFTEN
ZU BERLIN

SITZUNGSBERICHTE

1970 · Band XIX · Heft 4

R. Schiemann, L. Hoffmann, N. Platikanov, B. Česmedžiev,
G. Zlatarev, M. Kanev, P. Pana'otov, E. Pălămaru,
M. Sîrbu, E. Constantinescu, C. Berbeci, W. Jentsch,
H. Wittenburg, A. P. Dmitročenko, S. Sandev, T. Dardžonov,
K. Nehring, J. Skulmowski, B. Hoffmann, P. Zwierz,
A. Szentmihalyi, V. Taşcenco

Das Problem der Futterbewertung und der Futterwertmessung

(XI)

Mit 2 Abbildungen

AKADEMIE-VERLAG · BERLIN · 1972

Bericht über die 11. Arbeitstagung
der Arbeitsgemeinschaft „Futterbewertung und Methoden der Futterwertmessung“
im Rahmen des Themas 6. 2. der Ständigen Kommission für Landwirtschaft des RGW
vom 6. bis 9. Oktober 1970 in Sofia

Herausgeber: Deutsche Demokratische Republik
Deutsche Akademie der Landwirtschaftswissenschaften zu Berlin
Erschienen im Akademie-Verlag GmbH, 108 Berlin, Leipziger Straße 3–4

Lizenznummer: 202 · 100/593/72
Herstellung: IV/2/14 VEB Druckerei „Gottfried Wilhelm Leibniz“ 445 Gräfenhainichen/DDR · 3757
Bestellnummer: 2141/19/4 · ES 22 E
Printed in German Democratic Republic
EDV-Nr.: 761 6013
8,–

Inhalt

Einleitung

Wie auf der 10. Arbeitstagung der Arbeitsgemeinschaft „Futterbewertung und Methoden der Futterwertmessung" in Moskau (1968) festgelegt worden war, wurde die 11. Arbeitstagung vom 6. bis 9. 10. 1970 in Sofia durchgeführt. Der Vizepräsident der Bulgarischen Akademie der Landwirtschaftswissenschaften, Prof. Dr. K. Bratanov, hieß die Tagungsteilnehmer herzlich willkommen. In der anschließenden Eröffnung gab Prof. Schiemann, der Leiter der Arbeitstagung, eine kritische Einschätzung der seit der letzten Arbeitstagung geleisteten Arbeiten, die im wesentlichen nach dem beschlossenen Programm durchgeführt worden sind. Besonders wurde die im Auftrage der Arbeitsgemeinschaft erfolgte Herausgabe des Werkes „Die Verdaulichkeit der Futtermittel" durch Prof. Tomme, UdSSR, gewürdigt. Prof. Schiemann wies ferner darauf hin, daß die Arbeiten der Arbeitsgemeinschaft zukünftig im Rahmen des Themas 6. 2. der Ständigen Kommission für Landwirtschaft des RGW („Erhöhung der Effektivität der Futterverwertung und Ausarbeitung von Methoden zur Bestimmung des Nährwertes von Futtermitteln und Rationen") koordiniert werden und daß es auf der Tagung insbesondere auch darauf ankommt, den Perspektivplan der arbeitsteiligen Arbeiten für den Zeitraum von 1971 bis 1975 zu konzipieren.

Der Tagungsbericht der 10. Sitzung der Arbeitsgemeinschaft ist in den Sitzungsberichten der DAL, Band 17, Heft 6, veröffentlicht worden.

Gemäß den Festlegungen der Ständigen Komission für Landwirtschaft des RGW arbeiten zur Lösung des Themas 6. 2. die Institute folgender Länder mit:

DDR – Oskar-Kellner-Institut für Tierernährung des Forschungszentrums für Tierproduktion Dummerstorf-Rostock (als federführendes Institut)

VRB – Forschungsinstitut für Tierzucht Kostinbrod

UVR – Forschungsinstitut für Tierzucht Budapest

VRP – Forschungsinstitut für Tierphysiologie und Tierernährung Jabłonna

SRR – Forschungsinstitut für Tierernährung Bukarest

ČSSR – Forschungsinstitut für Fütterung landwirtschaftlicher Nutztiere Pohořelice

UdSSR – Allunions-Forschungsinstitut für Tierzucht Dubrovici.

Die Tagung wurde programmgemäß nach der vorgelegten Tagesordnung, die die Zustimmung aller Teilnehmer fand, durchgeführt. Die Tagesordnung sowie das Verzeichnis der Teilnehmer finden sich im Kurzprotokoll (s. S. 111).

In der Schlußsitzung, in der auch das weitere Arbeitsprogramm und die Tagesordnung für die nächste Sitzung festgelegt wurden, wurde die rumänische Delegation gebeten, die Durchführung der nächsten Arbeitstagung im Herbst 1972 in ihrem Land zu ermöglichen. Es wurde von der Arbeitsgemeinschaft der dringende Wunsch geäußert, die Materialien der 11. Arbeitstagung wiederum in den „Sitzungsberichten der DAL“ zu veröffentlichen.

R. SCHIEMANN, Rostock

L. Hoffmann, Rostock

Auswertung der zur Normenfrage in den Ländern durchgeführten Versuche und Überprüfung von Energienormen des DDR-Futterbewertungssystems durch Fütterungsversuche

1. Einleitung

Auf der 8. Arbeitstagung der Arbeitsgemeinschaft „Futterbewertung und Methoden der Futterwertmessung" (Jablonna 1966) wurde von den Mitgliedern der Arbeitsgemeinschaft beschlossen, breit angelegte Tierversuche mit typischen Rationen zur vergleichenden Überprüfung der umsetzbaren Energie und der Nettoenergie als Kennwerte des energetischen Nährwertes und zur Normenfrage durchzuführen. Die auf Beschluß der 9. Arbeitstagung (Rostock 1967) berufene Kommission zur Präzisierung der Versuchsprogramme für die vergleichende Prüfung kam auf ihrer Beratung im Oktober 1967 in Sofia zu der Auffassung, „daß die Nährstoffabhängigkeit der Verwertung der umsetzbaren Energie durch zahlreiche exakte Stoffwechselversuche verschiedener Arbeitskreise an verschiedenen Nutztierarten als bewiesen anzusehen ist und daß es daher nicht mehr erforderlich, sondern unökonomisch ist, diesen Beweis noch durch sehr aufwendige praktische Fütterungsversuche zu erhärten. Die vorhandene Versuchskapazität für das Gebiet der Energieversorgung landwirtschaftlicher Nutztiere der in der Arbeitsgemeinschaft mitarbeitenden Institute der sozialistischen Länder sollte vielmehr auf die Überprüfung und weitere Ausarbeitung der zur Zeit in den Ländern bestehenden Energiebedarfsnormen ausgerichtet werden."

Die uns von den Vertretern der mitarbeitenden Institute der VR Bulgarien und der Sozialistischen Republik Rumänien für die vergleichende Auswertung übersandten Versuchsunterlagen zur Jungbullen- und Schweinemast sind deshalb vom Standpunkt der Überprüfung der empfohlenen Energienormen im DDR-Futterbewertungssystem bearbeitet worden. Versuchsunterlagen aus Milchviehversuchen sind uns nicht zugegangen.

Wegen der vollen Auslastung der technischen und personellen Kapazität in der Abteilung Energieforschung des Oskar-Kellner-Instituts bei der Durchführung von Gesamtstoffwechselversuchen waren wir nicht in der Lage, darüber hinaus Fütterungsversuche auf der Grundlage der von der Arbeitsgemeinschaft ausgesprochenen Empfehlungen in das Versuchsprogramm der letzten Jahre aufzunehmen. Da für uns ein besonderes Interesse daran besteht, die empfohlenen Energienormen im NEF-Maßstab durch Fütterungsversuche bestätigt zu sehen bzw. noch notwendige Änderungen erkennen zu können, haben wir im Zusammenhang mit der durch die Arbeitsgemeinschaft gegebenen Aufgabenstellung eine Reihe von Fütterungsversuchen zur Mast von Jungbullen und Schweinen nach den Grundlagen des DDR-Futterbewertungssystems aufgerechnet. Diese und die aus den übersandten Versuchsunterlagen erhaltenen Ergebnisse zur Normierung des Energiebedarfs landwirtschaftlicher Nutztiere werden nachfolgend besprochen.

2. Energienormen für die Jungbullenmast

Die in Tabelle 1 angeführten Gleichungen zur Berechnung des Energiebedarfs für die Jungbullenmast im DDR-Futterbewertungssystem in Abhängigkeit von der Lebendmasse und der täglichen Zunahme sind aus Primärdaten des Energie- und Stoffumsatzes abgeleitet worden (HOFFMANN, 1971). Einzelheiten dazu wurden bereits auf der letzten Arbeitstagung in Moskau besprochen. Eine Überprüfung der empfohlenen Energienormen durch Tierversuche erschien uns unbedingt erforderlich. Entsprechende Untersuchungen bei kontinuierlicher Erfassung des Energieumsatzes wachsender Jungbullen im Lebendmassebereich von 70 bis 500 kg durch Gesamtstoffwechselmessungen wurden 1968 in der Abteilung Energieforschung des Oskar-Kellner-Instituts begonnen.

Tabelle 1

NEFr-Bedarf in kcal je Tag (y) bei der Jungbullenmast in Abhängigkeit von der Lebendmasse in kg (x) und der täglichen Lebendmassezunahme in g

$y_{400} = 765 + 18{,}066x - 0{,}0062298x^2$
$y_{600} = 884 + 19{,}602x - 0{,}0066484x^2$
$y_{800} = 927 + 22{,}405x - 0{,}0086314x^2$
$y_{1000} = 1204 + 24{,}849x - 0{,}0097962x^2$
$y_{1200} = 1428 + 29{,}219x - 0{,}0135991x^2$
$y_{1400} = 2294 + 30{,}883x - 0{,}0146154x^2$

NEFr-Normbedarf bei Haltung im Anbindestall = NEFr-Bedarf · 1,1

Unabhängig von der z. Z. noch laufenden Überprüfung der Energienormen durch Stoffwechselversuche sind Fütterungsversuche, die uns für die Testung der Sicherheit der empfohlenen Energienormen geeignet erschienen und von denen eine vollständige Dokumentation über Versuchsdurchführung und Kennzahlen der Fütterung und der tierischen Leistung zur Verfügung gestellt

werden konnte, nach NEFr-Verbrauch im Zusammenhang mit der Lebendmasseentwicklung aufgerechnet worden.
Aus Untersuchungen des Instituts für Tierzuchtforschung Dummerstorf konnten für diesen Zweck insgesamt 1444 4wöchige Versuchsperioden mit einer mittleren Lebendmassezunahme von 1000 g/Trier/Tag ausgewertet werden. In der Abbildung sind die Mittelwerte der NEFr-Aufnahme der Versuchsgruppen in Abhängigkeit von der Lebendmasse dargestellt.

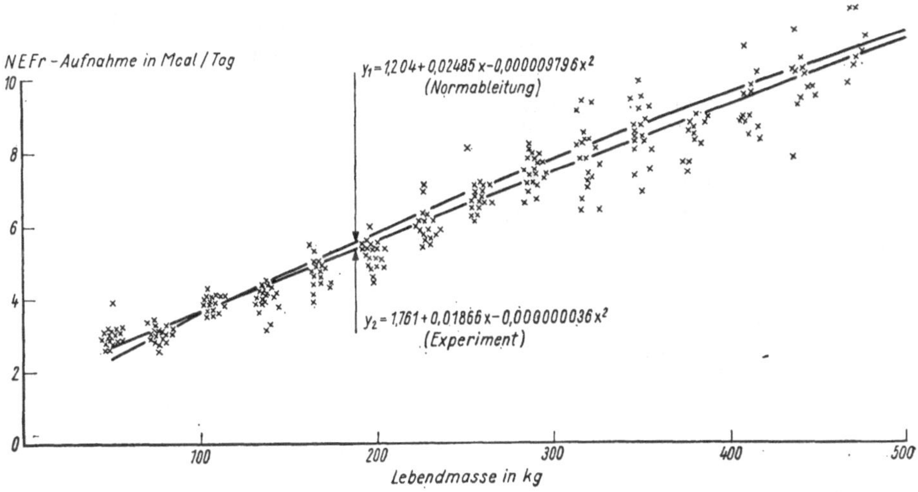

NEFr-Aufnahme in Abhängigkeit von der Lebendmasse bei 1000 g Zunahme/Trier/ Tag (berechnet aus Versuchen des IfT Dummerstorf)

In die Grafik mit eingezeichnet wurden die Regressionsgleichungen, die die experimentelle Aussage und die theoretisch geführte Ableitung der Energienormen darstellen. Es zeigt sich aus dem Vergleich des Verlaufs der beiden Regressionslinien, daß die empfohlenen Energienormen weitgehend mit dem experimentell ermittelten Bedarf übereinstimmen.
Aus Leistungsprüfungen der staatlichen Mastprüfungsanstalt Laage wurde von 13 Mastgruppen – insgesamt 133 Tiere – der NEFr-Aufwand für 1 kg Lebendmassezunahme im Lebendmassebereich von 70 bis 400 kg berechnet und dem empfohlenen Energiebedarf gegenübergestellt (Tab. 2). Die Abweichung zwischen dem NEFr-Aufwand der geprüften Mastgruppen mit dem berechneten NEFr-Normbedarf liegen zwischen +7 und −10% und bestätigen damit die empfohlenen Energienormen. Als eine weitere Bestätigung sind die in Tabelle 3 zusammengestellten Ergebnisse von 2 Jungbullenmastversuchen auf der Basis von silierten Kartoffeln anzusehen, die im Oskar-

Tabelle 2

NEFr-Aufwand und berechneter Normbedarf bei der Jungbullenmast (berechnet aus den Prüfungsergebnissen der MPA Laage)

Mastabschnitt kg	Tierzahl	Zunahme g/Tag	NEFr-Aufwand Mcal/kg	NEFr-Normbedarf Mcal/kg	Abweichung %
	9	1114	7,00	6,91	+ 1,3
	11	1182	6,56	6,82	− 3,8
	10	1170	6,48	6,84	− 5,3
	11	1225	6,58	6,79	− 3,1
	10	1267	6,34	6,79	− 6,6
70–400	10	1182	6,74	6,82	− 1,2
	11	1223	6,15	6,80	− 9,6
	12	1244	6,26	6,79	− 7,8
	11	1211	6,37	6,80	− 6,3
	10	1103	6,87	6,92	− 0,7
	10	1100	7,38	6,92	+ 6,6
	9	1154	7,20	6,86	+ 5,0
	9	1043	6,83	7,00	− 2,4

Tabelle 3

NEFr-Aufwand und berechneter Normbedarf bei der Jungbullenmast (ausgeführt im Oskar-Kellner-Institut, WEISSBACH, 1969)

Mastabschnitt kg	Tierzahl	Zunahme g/Tag	NEFr-Aufwand Mcal/kg	NEFr-Normbedarf Mcal/kg	Abweichung %
264 bis 414	10	975	9,68	9,95	− 2,7
269 bis 397	10	837	10,25	9,98	+ 2,7

Kellner-Institut (WEISSBACH, 1969) durchgeführt wurden. Die Abweichungen zwischen den zwei zu beurteilenden Kennzahlen betragen ±3%.
Jungbullenmastversuche entsprechend der Empfehlung der Arbeitsgemeinschaft und auf der Grundlage des dafür ausgearbeiteten Versuchsprogrammes sind uns nur aus dem Institut für Tierzucht der Bulgarischen Akademie der Wissenschaften, Kostinbrod, zugegangen. Aus den uns zur Verfügung gestellten Versuchsunterlagen ist für den Vergleich mit den NEFr-Normen im DDR-Futterbewertungssystem der zu erwartende Energieaufwand aus der Normenempfehlung berechnet worden. Die für die Beurteilung der Versuchsergebnisse notwendigen Angaben sind in Tabelle 4 gemacht. Mit Veränderung des Fütterungsniveaus von 80 auf 100 und 120% der landesüblichen Energienorm erhöhte sich die tägliche Zunahme von 1029 über 1254 auf 1383g. Der NEFr-Aufwand je 1kg Zunahme verringerte sich nur mit Erhöhung des Fütte-

Tabelle 4

NEFr-Aufwand und berechneter Normbedarf bei der Jungbullenmast (ausgeführt im Institut für Tierzucht, Kostinbrod)

Fütterungsniveau %	Mastabschnitt kg	Tierzahl	Zunahme g/Tag	NEFr-Aufwand Mcal/kg	NEFr-Normbedarf Mcal/kg	Abweichung %
80	167 bis 397	10	1029	6,03	8,11	− 25,6
100	167 bis 392	10	1254	5,65	7,80	− 27,6
120	167 bis 400	10	1383	5,75	7,71	− 25,4

rungsniveaus von 80 auf 100% von 6,0 auf 5,7 Mcal. Die gesteigerte Energiezufuhr von 100 auf 120% Fütterungsniveau, verbunden mit einer höheren Tageszunahme von 130g, führte zu einem leichten Anstieg des Energieaufwandes. Die NEFr-Norm weist für Veränderungen in der Tageszunahme von 1250 auf 1380g nur einen unwesentlichen Rückgang im Energiebedarf aus, so daß die Veränderungen im gemessenen NEFr-Aufwand und im berechneten NEFr-Normbedarf in Abhängigkeit vom Fütterungsniveau prinzipiell eine gleiche Richtung haben. Bemerkenswert sind jedoch die großen Unterschiede im absoluten Energiebedarf für 1 kg Zunahme. Der versuchsmäßig bestimmte Energieaufwand liegt 25% unter der Normempfehlung. Selbst wenn kein Normfaktor in Anwendung gebracht wird, bleibt eine Differenz von 15% bestehen. Diese Differenz ist zu groß, um sie noch als eine zufällige Abweichung betrachten zu können. Es besteht die Vermutung, daß die Rassenunterschiede zwischen den Versuchstieren auf das Ergebnis des Vergleiches zum Energiebedarf von wesentlichem Einfluß sind. Aus diesem Hinweis ist die vorläufige Schlußfolgerung zu ziehen, daß Energienormen für Rinder, ohne eine spezielle Prüfung dazu auszuführen, nicht von einer Rasse auf eine andere übertragen werden können und das Problem der Festlegung von Energienormen in jedem Land im Zusammenhang mit den rassischen Grundlagen des Tierbestandes gesondert bearbeitet werden muß.

3. Energienormen für die Schweinemast

Die Energienormen für die Schweinemast in NEFs sind in gleicher Weise wie für die Jungbullenmast aus Primärdaten des Energie- und Stoffumsatzes konzipiert worden (Hoffmann, 1971). Gleichungen, aus denen der Energiebedarf in Abhängigkeit von der Lebendmasse und der täglichen Zunahme berechnet werden kann, sind in Tabelle 5 angegeben. Bei der Auswahl der Primärdaten des Stoff- und Energieumsatzes wurden ausschließlich Kennzahlen des typischen Fleischschweines (Bacon-Typ) berücksichtigt. Für die Überprüfung der Sicherheit der abgeleiteten Energienormen standen Versuchsergebnisse aus dem Institut für Tierphysiologie und Tierernährung der Polnischen Akademie

Tabelle 5

NEFs-Bedarf in kcal je Tag (y) bei der Schweinemast in Abhängigkeit von der Lebendmasse in kg (x) und der täglichen Lebendmassezunahme in g

$y_{300} = 1155 + 29{,}587\,x - 0{,}0465035\,x^2$
$y_{400} = 1584 + 29{,}587\,x - 0{,}0465035\,x^2$
$y_{500} = 2013 + 29{,}587\,x - 0{,}0465035\,x^2$
$y_{600} = 2443 + 29{,}587\,x - 0{,}0465035\,x^2$
$y_{700} = 2872 + 29{,}587\,x - 0{,}0465035\,x^2$
$y_{800} = 3284 + 29{,}587\,x - 0{,}0465035\,x^2$

NEFs-Normbedarf = NEFs-Bedarf · 1,15

der Wissenschaften, Jabłonna, zur Verfügung, die nach dem DDR-Futterbewertungssystem ausgewertet werden konnten. Der experimentell bestimmte Energieaufwand und der rechnerisch nach den Gleichungen in Tabelle 5 ermittelte Energiebedarf für diese Untersuchungen geht aus Tabelle 6 hervor.

Im Mittel aller Versuche beträgt die Differenz zwischen dem tatsächlich eingetretenen Energieaufwand für 1 kg Zunahme und dem für die erzielten Leistungen empfohlenen Normbedarf 2%, wodurch eine genügende Sicherheit der NEFs-Empfehlungen für die Schweinemast belegt wird.

Im Zusammenhang mit den Aufgaben der Überprüfung der Energienormen, die sich die Arbeitsgemeinschaft gestellt hatte, sind in der letzten Zeit weitere geeignete Schweinemastversuche nach den Grundlagen des DDR-Futterbewertungssystems ausgewertet worden. Angaben dazu, um den experimentell bestimmten Energieaufwand mit den Empfehlungen zum Energiebedarf vergleichend beurteilen zu können, finden sich in den Tabellen 7 bis 9. Diesen Angaben ist zu entnehmen, daß die Abweichungen zwischen bestimmtem Energieaufwand und der Empfehlung des Energiebedarfs im allgemeinen im Bereich von ± 5% liegen. Für die Vorratsfütterung aus Automaten treffen die Energienormen nicht zu. Unter Bedingungen der Automatenfütterung sind die empfohlenen Energienormen um 15 bis 25% zu erhöhen.

Untersuchungen zur Überprüfung der landesüblichen Energienormen für Mastschweine entsprechend der Empfehlung der Arbeitsgemeinschaft wurden auf der Grundlage des ausgearbeiteten Versuchsprogramms von den mitarbeitenden Instituten Bulgariens und Rumäniens durchgeführt. Die zur Verfügung gestellten Versuchsunterlagen wurden nach dem experimentell ermittelten Energieaufwand für 1 kg Zunahme und dem dafür aus den Kennzahlen der Leistung berechneten Energiebedarf ausgewertet. Die für die Beurteilung der Versuchsergebnisse notwendigen Daten liegen in den Tabellen 10 und 11 vor.

Tabelle 6

NEFs-Aufwand und NEFs-Bedarf bei der Schweinemast (berechnet aus Versuchen des Instituts für Tierphysiologie und Tierernährung, Jablonna)

Mast-abschnitt kg	*n*	Lebendmasse-zunahme g/Tag	experimenteller NEFs-Aufwand Mcal	berechneter NEFs-Bedarf Mcal	Abweichung %
30 bis 58	4	483	6,16	6,52	− 5,5
30 „ 61	4	554	5,56	6,30	− 11,7
30 „ 59	3	691	5,91	5,87	+ 0,7
30 „ 60	3	714	5,72	5,83	− 1,9
30 „ 59	5	691	5,91	5,87	+ 0,7
30 „ 62	4	762	5,36	5,82	− 7,9
30 „ 73	3	683	6,50	6,14	+ 5,9
30 „ 77	3	746	6,33	6,04	+ 4,8
30 „ 90	4	432	8,07	7,67	+ 5,2
30 „ 91	3	500	6,95	7,24	− 4,0
30 „ 88	5	592	6,81	6,72	+ 1,3
30 „ 91	5	622	6,47	6,66	− 2,9
30 „ 85	6	573	6,95	6,74	+ 3,1
30 „ 85	7	611	6,48	6,59	− 1,7
30 „ 90	4	612	7,19	6,67	+ 7,8
30 „ 90	4	652	6,65	6,53	+ 1,8
30 „ 86	8	659	6,83	6,44	+ 6,1
30 „ 86	8	675	6,69	6,39	+ 4,7
30 „ 90	3	714	6,58	6,34	+ 3,8
30 „ 90	3	714	6,58	6,34	+ 3,8
30 „ 87	4	679	6,74	6,39	+ 5,5
30 „ 89	4	702	6,51	6,36	+ 2,4
30 „ 89	5	702	6,66	6,36	+ 4,7
30 „ 92	5	738	6,34	6,29	+ 0,8
Mittel					+ 1,1

Tabelle 7

NEFs-Aufwand und berechneter Normbedarf bei der Schweinemast (ausgeführt im Oskar-Kellner-Institut, WEISSBACH, 1969)

Mast-abschnitt kg	Tier-zahl	Zunahme g/Tag	NEFs-Aufwand Mcal/kg	NEFs-Norm-bedarf Mcal/kg	Abweichung %
	8	712	8,16	8,03	+ 1,6
40 bis 120	8	643	8,72	8,38	+ 4,1
	8	686	8,87	8,15	+ 8,8
	8	648	8,70	8,35	+ 4,2

Tabelle 8

NEFs-Aufwand und berechneter Normbedarf bei der Schweinemast (ausgeführt im Oskar-Kellner-Institut, Weissbach u. Laube, 1963)

Mastabschnitt kg	Tierzahl	Zunahme g/Tag	NEFs-Aufwand Mcal/kg	NEFs-Normbedarf Mcal/kg	Abweichung %
Vorratsfütterung					
30 bis 105	8	682	8,88	7,70	+ 15,3
30 „ 105	8	694	8,97	7,65	+ 17,3
30 „ 105	8	758	8,61	7,05	+ 22,1
30 „ 105	8	765	8,64	7,03	+ 22,9
Rationsfütterung					
30 bis 105	8	664	8,20	7,78	+ 5,4
30 „ 105	8	670	7,97	7,75	+ 2,8
30 „ 105	8	676	7,35	7,73	− 4,9
30 „ 105	8	670	7,97	7,75	+ 2,8
30 „ 105	8	735	7,76	7,49	+ 3,6

Tabelle 9

NEFs-Aufwand und berechneter Normbedarf bei der Schweinemast (berechnet aus Prüfungsergebnissen der MPA Waldeck)

Mastabschnitt kg	Tierzahl	Zunahme g/Tag	NEFs-Aufwand Mcal/kg	NEFs-Normbedarf Mcal/kg	Abweichung %
1. Männliche Tiere					
25 bis 50	225	630	6,25	6,70	− 6,7
50 „ 70	209	756	7,14	7,18	− 0,6
70 „ 110	431	752	8,76	8,23	+ 6,4
2. Weibliche Tiere					
25 bis 50	253	606	6,41	6,79	− 5,6
50 „ 70	212	733	7,12	7,25	− 1,8
75 „ 110	387	739	8,60	8,29	+ 3,7

Der im Institut für Tierernährung, Kostinbrod, durchgeführte Schweinemastversuch läßt erkennen, daß im Lebendmasseabschnitt von 30 – 60 kg die empfohlenen NEFs-Energienormen um 10 bis 20% unterschritten worden sind. Im Lebendmasseabschnitt von 70 bis 96 kg sind die Abweichungen zwischen Energieaufwand und Energienorm mit +1 bis −3% gering.

Tabelle 10

NEFs-Aufwand und berechneter Normbedarf bei der Schweinemast (ausgeführt im Institut für Tierernährung, Kostinbrod)

Ernährungs-niveau %	Mast-abschnitt kg	Tier-zahl	Zunahme g/Tag	NEFs-Aufwand Mcal/kg	NEFs-Norm-bedarf Mcal/kg	Ab-weichung %
80	30 bis 60	9	518	5,88	7,39	– 20,4
100		9	641	5,79	6,93	– 16,5
120		9	730	5,99	6,67	– 10,2
80	70 bis 96	9	567	8,71	9,02	– 3,4
100		9	760	8,04	7,96	+ 1,0
120		9	933	7,64	7,39	+ 3,4
80	30 bis 96	9	559	7,10	8,11	– 12,5
100		9	693	6,81	7,48	– 9,0
120		9	812	6,73	7,08	– 4,9

Tabelle 11

NEFs-Aufwand und berechneter Normbedarf bei der Schweinemast (ausgeführt im Institut für Tierzuchtforschung, Bukarest)

Ernährungs-niveau %	Mast-abschnitt kg	Tier-zahl	Zunahme g/Tag	NEFs-Aufwand Mcal/kg	NEFs-Norm-bedarf Mcal/kg	Ab-weichung %
80	30 bis 54	10	439	7,83	7,57	+ 3,4
100	30 „ 61	10	554	7,65	7,27	+ 5,2
120	30 „ 67	10	677	7,74	6,97	+ 11,0
80	54 „ 62	10	486	9,77	8,36	+ 16,9
100	61 „ 71	10	632	9,53	7,90	+ 20,6
120	67 „ 78	10	685	10,18	7,91	+ 28,7
80	62 „ 81	10	445	11,24	9,50	+ 18,3
100	71 „ 95	10	574	10,77	8,97	+ 20,1
120	78 „ 105	10	623	11,71	8,98	+ 30,4
80	30 „ 81	10	448	9,40	8,46	+ 11,1
100	30 „ 95	10	573	9,12	8,01	+ 13,9
120	30 „ 105	10	658	9,51	7,80	+ 21,9

Der im Institut für Tierzuchtforschung, Bukarest, ermittelte Energieaufwand je 1kg Zunahme überschreitet in allen Fällen die dafür berechnete Energienorm nach NEFs. Die Abweichungen sind mit 3 bis 11% im Lebendmassebereich von 30 bis 67kg am geringsten. Sie erreichen im Extremfall beim Ernährungsniveau 120% und Lebendmassebereich 78 bis 105kg 30%. Auch dieses Ergebnis dürfte vor allem auf Rassenunterschiede mit den damit verbundenen Unterschieden im Fleischansatzvermögen der Tiere zurückzuführen sein. Den Untersuchungen in den Instituten Kostinbrod und Bukarest ist gemeinsam, daß in jedem unteısuchten Lebendmasseabschnitt mit steigendem Ernährungsniveau die Differenz zwischen NEFs-Aufwand und der empfohlenen Energienorm positiver wird, d. h., der Energieaufwand steigt relativ zur Energienorm an. Solche systematischen Verschiebungen sind zu erwarten, wenn die auf der Grundlage des Fleischschweintyps, bei dem mit steigender Energieretention auch eine entsprechende Erhöhung des N-Ansatzes verbunden ist, konzipierten Energienormen mit dem Energieaufwand noch stärker fettbildender Schweine verglichen werden. Auch die stärkere Fettbildung in Abhängigkeit vom Alter wird durch diese 2 Versuche und die ausgewerteten Mastleistungsprüfungen (Tab. 9) durch die systematisch zum Positiven gerichtete Veränderung der Abweichungen zwischen Energieaufwand und Energienorm unterstrichen. Die empfohlenen Energienormen im DDR-Futterbewertungssystem sind streng genommen nur auf Tiere des ausgesprochenen Fleischschweintyps zugeschnitten und für diese anwendbar. Entsprechend dem züchterischen Stand der Herausbildung des Fleischschweintyps in den einzelnen Ländern sind die Energienormen gesondert festzulegen und den fortschreitenden züchterischen Veränderungen hinsichtlich der Tierkörperzusammensetzung anzupassen.

4. Energienormen für die Milchproduktion

Durch Auswertung von sowohl Stoffwechsel- als auch Fütterungsversuchen mit Kühen nach den Prinzipien des DDR-Futterbewertungssystems wurde zur Erzeugung von 1kcal in der Milch ein Energieaufwand von 0,865kcal NEFr ermittelt (Hoffmann, 1970). Neuere Untersuchungen im Oskar-Kellner-Institut mit Milchkühen (Schiemann u. a., 1970a, Jentsch u. a., 1970) erlauben, die Reihe der Auswertungen zum Energieaufwand für die Milchproduktion zu erweitern und zu einigen noch offenen Fragen der Abhängigkeit des Energiebedarfs von Faktoren der Fütterung sowie der Leistungsveranlagung der Tiere Stellung zu nehmen.

Eine Versuchsserie mit insgesamt 9 Tieren wurde durchgeführt, um zu prüfen, ob die Leistungsveranlagung der Tiere zur Milchproduktion einen Einfluß auf die Höhe der Energieverwertung für die Milchbildung hat. Die zur Prüfung dieser Frage ausgewählten Tiere hatten in der letzten Laktation vor Beginn der Untersuchungen 305-Tage-Leistungen zwischen 3600 und 6100 kg FCM. Der Erhaltungsbedarf der Kühe wurde individuell in einer gesonderten Untersuchung, nachdem sie trockengestellt waren, im nichtträchtigen Zustand bestimmt und der Auswertung zur Berechnung der Energieverwertung und des Energieaufwandes für die Milchproduktion zugrunde gelegt. Tabelle 12 enthält die ermittelten Kennwerte des Erhaltungsbedarfs sowie der Energieverwertung und des NEFr-Aufwandes. Die Reihenfolge der Tiere in der

Tabelle 12

Erhaltungsbedarf, Verwertung der umsetzbaren Energie und NEFr-Aufwand für die Milchproduktion

Tier	n	mittl. Lebendmasse kg	Erhaltungsbedarf NEFr kcal/kg $LM^{0,75}$	s	Verwertung d. umsetzb. Energie %	s	NEFr-Aufwand kcal/1 kcal Milchenergie	s
14	2	534	64,1	± 3,9	60,9	± 1,5	0,891	± 0,018
16	2	545	55,0	± 5,4	63,2	± 1,0	0,837	± 0,018
18	4	484	62,3	± 0,8	59,7	± 1,6	0,879	± 0,033
17	4	420	65,5	± 6,2	60,8	± 3,1	0,878	± 0,068
20	4	448	60,4	± 1,4	58,0	± 0,7	0,962	± 0,045
13	2	672	62,5	± 1,1	59,8	± 1,5	0,866	± 0,033
19	4	491	69,5	± 0,4	60,5	± 7,8	0,904	± 0,153
15a	2	582	69,1	± 3,8	65,8	± 0,5	0,784	± 0,026
Mittel			63,6	± 5,3	61,1	± 3,3	0,875	± 0,062

Tabelle entspricht der Einstufung nach ihrer Leistungsveranlagung von hoher zu niedriger Milchproduktion. Der Erhaltungsbedarf der Kühe mit 63,6 ± 5,3 kcal NEFr/kg $LM^{0,75}$ überschreitet nur um 6% den von uns (HOFFMANN u. a., 1970) für ausgewachsene Ochsen ermittelten Energiebedarf. Der Unterschied ist statistisch nicht signifikant. Die umsetzbare Energie wird im Mittel mit 61% für die Milchsynthese verwertet, und der NEFr-Aufwand für 1 kcal Milchenergie beträgt für den Durchschnitt der Kühe 0,875 kcal; er ist in völliger Übereinstimmung mit den bisher dazu gemachten Angaben.

Weder für den Erhaltungsbedarf der Kühe noch für die Energieverwertung und den NEFr-Aufwand konnte durch statistische Tests eine Abhängigkeit von der Leistungsveranlagung der Tiere nachgewiesen werden.

In einer weiteren Versuchsserie mit 4 Milchkühen wurde der Einfluß von Harnstoffgaben in der Futterration auf die Verwertung der Energie der Rationen geprüft. Zwischen 11 und 31% des Gesamt-N der Rationen wurde in Form von Harnstoff-N an die Tiere verabreicht. Wie aus den Angaben in Tabelle 13 hervorgeht, betrug im Durchschnitt der Perioden die Verwertung der umsetzbaren Energie bei harnstofffreier Fütterung 67,7% und bei Harnstoffütterung 68,4%, der NEFr-Aufwand entsprechend 0,80 und 0,81 kcal je 1 kcal Milchenergie. Die Energie der Rationen mit und ohne Harnstoffzusatz wird demzufolge in einer gleichen Höhe für die Milchproduktion verwertet. Gegenüber der Versuchsserie mit Tieren unterschiedlicher Leistungsveranlagung besteht eine Differenz in der Energieverwertung und damit auch im Energieaufwand von 8%.

Tabelle 13

Verwertung der umsetzbaren Energie und NEFr-Aufwand für Milchproduktion bei Harnstoffeinsatz in den Futterrationen

Harnstoff i. d. Ration %	n	Verwertung der umsetzb. Energie %	s	NEFr-Aufwand kcal/1 kcal Milchenergie	s
–	4	66,1	± 6,6	0,804	± 0,078
0,6	4	66,4	± 6,2	0,816	± 0,064
1,2	4	67,9	± 2,6	0,836	± 0,042
1,8	3	70,9	± 15,3	0,788	± 0,152
–	4	69,3	± 2,1	0,791	± 0,029
Mittel		68,1	± 6,7	0,807	± 0,071

Tabelle 14

NEFr-Aufwand für die Milchproduktion

Literatur		n	kcal NEFr / kcal Milch	s
Möllgaard	(1929)	14	0,860	± 0,041
Kellner	(1956)	36	0,864	± 0,102
Denisov	(1960)	74	0,918	± 0,257
Piatkowski	(1961)	39	0,854	± 0,187
van Es	(1967)	65	0,913	± 0,079
Flatt	(1969)	119	0,878	± 0,159
Hoffmann u. Koriath	(1969)	1504	0,865	± 0,271*
Schiemann u. a.	(1970)	24	0,875	± 0,062
Jentsch u. a.	(1970)	19	0,807	± 0,071

* Mittelwert aus den 28-Tage-Perioden der Laktationen der Einzeltiere

In Tabelle 14 sind noch einmal alle von uns zur Frage des Energieaufwands für die Milchproduktion erhaltenen Ergebnisse durch Auswertung von Stoffwechsel- und Fütterungsversuchen nach den Prinzipien des DDR-Futterbewertungssystems zusammengestellt. Zwischen den Werten des NEFr-Aufwands aus verschiedenen Versuchen besteht eine Differenz von maximal 14%. Eine enge Gruppierung der Werte ist für den Bereich von 0,85 bis 0,88 kcal NEFr zu erkennen. Die Grundlage der Normenempfehlungen für die Milchproduktion, 0,865 kcal NEFr je 1 kcal Milchenergie, darf daher als ausreichend gesichert für einen mittleren Energiebedarf angesehen werden.
Verbunden mit der Angabe eines mittleren Bedarfs an NEFr betrachten wir folgende Probleme zur Ableitung von Energienormen für die Milchproduktion

als hinreichend geklärt: die Abhängigkeit der Verwertung der umsetzbaren Energie von der Höhe der Milchleistung (FLATT u. a., 1967a; VAN ES u. NIJKAMP, 1967; SCHIEMANN u. a., 1970a), die Abhängigkeit der Verwertung der umsetzbaren Energie von der Leistungsveranlagung der Tiere (SCHIEMANN u. a., 1970a), die Abhängigkeit der Verwertung der umsetzbaren Energie der Rationen bei Harnstoffbeifütterung (JENTSCH u. a., 1970) und die Abhängigkeit der Verdaulichkeit der Energie von der Höhe der Futtergabe (SCHIEMANN u. a., 1970b, MOE u. a., 1966; FLATT u. a., 1967b). Fragen, die noch einer näheren Untersuchung bedürfen und möglicherweise auch zu einer veränderten Normempfehlung für die Milchproduktion führen können, sind: Verwertung der umsetzbaren Energie beim Ab- und Aufbau von Körperenergie, also in Abhängigkeit vom Laktationsstadium, und Verwertung der umsetzbaren Energie in Abhängigkeit von der chemischen Zusammensetzung der Rationen. Beide Fragen werden im Oskar-Kellner-Institut bearbeitet. Im Laufe des Jahres 1971 wird auch zu diesen noch offenen und wichtigen Fragen in bezug auf die Festlegung von Energienormen für die Milchproduktion Stellung genommen werden können.

Literaturverzeichnis

DENISOV, N. I.: Die wissenschaftlichen Grundlagen der Fütterung der Kühe. Moskau, Staatsverl. f. landwirtsch. Literatur, 1960.

FLATT, W. P.: Persönliche Mitteilung. Tabellen der Beltsviller Milchviehversuche (1969)

FLATT, W. P.; MOE, P. W.; MUNSON, A. W.; COOPER, T.: Energy Utilization by High Producing Dairy Cows. II. Summary of Energy Balance Experiments with Lactating Holstein Cows. In: BLAXTER, K. L.; KIELANOWSKI, J.; THORBEK, G.: Energy Metabolism of Farm Animals. 4th Symposium at Warsaw, Poland, September 1967. Oriel Press Ltd. Newcastle 1969, S. 235–251

FLATT, W. P.; MOE, P. W.; OLTJEN, R. R.; PUTNAM, P. A.; HOOVEN, N. W. Jr.: Energy Metabolism Studies with Dairy Cows Receiving Purified Diets. In: BLAXTER, K. L.; KIELANOWSKI J.; THORBEK, G.: Energy Metabolism of Farm Animals. 4th Symposium at Warsaw, Poland, September 1967. Oriel Press Ltd. Newcastle 1969, S. 109–121

HOFFMANN, L.: Ableitung von Energienormen im NEF-System. In: Autorenkollektiv: Energetische Futterbewertung und Energienormen. Berlin, VEB Dt. Landwirtschaftsverl. 1971

HOFFMANN, L.; KORIATH G.: Arch. Tierernähr. 19 (1969), S. 209–222

HOFFMANN, L.; SCHIEMANN, R.; JENTSCH, W.: Die energetische Verwertung der Nährstoffe in Futterrationen. In: Autorenkollektiv: Energetische Futterbewertung und Energienormen. Berlin, VEB Dt. Landwirtschaftsverl. 1971

JENTSCH, W.; WITTENBURG, H.; HOFFMANN, L.; SCHIEMANN, R.: Arch. Tierernähr. 20 (1970), S. 423–440

KELLNER, O.: Respirationsversuche an Milchvieh über die Verwertung der Nährstoffe bei der Milcherzeugung (bearbeitet von R. SCHIEMANN) In: Festschrift

Möckern. Wiss. Abh. Dt. Akad. Landwirtsch.-Wiss. Berlin Nr. V/3, 1956, S. 129 bis 233

MOE, P. W.; FLATT, W. P.; MOORE, L. A.: Effect of level of feed intake on energy losses by dairy cattle. United States Department of Agriculture Agricultural Research Service. Annual Meeting of the American Dairy Science Association, Corvallis Oregon 1966, S. 1–5

MØLLGAARD, H.: Fütterungslehre des Milchviehs. Hannover, Schaper-Verl. 1929, S. 246

PIATKOWSKI, B.: Untersuchungen über den Protein- und Mineralstoffwechsel an hochleistenden Kühen während der Trockenperiode und Laktation. Rostock, Univ., Habil.-Schr. 1961, 86 S. u. Tab.-Anh.

SCHIEMANN, R.; JENTSCH, W.; HOFFMANN, L.; WITTENBURG, H.: Arch. Tierernähr. 20 (1970), S. 227–251

SCHIEMANN, R.; JENTSCH, W.; WITTENBURG, H.: Arch. Tierernähr. 21 (1971), S. 223–240

WEISSBACH, F.: unveröffentlicht (1969)

WEISSBACH, F.; LAUBE, W.: Tierzucht 17 (1963), H. 10, Beilage 5, S. 37–41

VAN ES, A. J. H.: Persönliche Mitteilung

VAN ES, A. J. H.; NIJKAMP, H. J.: Energy, Carbon and Nitrogen Balance Experiments with Lactating Cows. In: BLAXTER, K. L.; KIELANOWSKI, J.; THORBEK G.: Energy Metabolism of Farm Animals. 4th Symposium at Warsaw, Poland, September 1967. Oriel Press Ltd. Newcastle 1969, S. 209–212

N. PLATIKANOV, B. W. ČEŠMEDŽIEV
und G. ZLATAREV, Sofia

Über die energetischen Fütterungsnormen für die Jungbullenmast

Mastbullen werden im allgemeinen ad libitum gefüttert. Ungeachtet dessen enthalten die Tabellen der Nährstoffnormen für landwirtschaftliche Nutztiere auch Fütterungsnormen für Mastbullen. Die in den einzelnen Ländern ziemlich stark schwankenden Energienormen benutzt man hauptsächlich bei der Planung – zur Ermittlung des Futtermittelbedarfs für die Mast einer bestimmten Anzahl von Jungbullen bzw. zur Ermittlung der Anzahl von Jungbullen, die mit einer bestimmten Futtermittelmenge gemästet werden können. Je genauer die Normen, je besser diese den Futtermittelbedarf der Tiere kennzeichnen, um so richtiger ist die Fütterung und genauer die Planung. Daher hat die Arbeitsgruppe für Futtermittelbewertung und Methoden der Futterwertmessung im Zusammenhang mit dem vom Oskar-Kellner-Institut für Tierernährung, Rostock, vorgeschlagenen System für die energetische Futtermittelbewertung die Notwendigkeit erkannt, Versuche zur Prüfung und Bestimmung der energetischen Fütterungsnormen für landwirtschaftliche Nutztiere durchzuführen. Zur Erlangung vergleichbarer Angaben mußten die Versuche in den einzelnen Ländern auf der Grundlage einheitlicher methodischer Richtlinien durchgeführt werden.

Zur Prüfung und Präzisierung der energetischen Fütterungsnormen für die Jungbullenmast wurde in Sofia ein wissenschaftlich-wirtschaftlicher Versuch mit 3 Gruppen zu je 10 6–7 Monate alten Bullenkälbern der Sofioter Braunviehrasse mit 166 kg Durchschnittslebendmasse durchgeführt. Die Mast wurde bis zur Erreichung von 400 kg Lebendmasse je Jungbulle fortgesetzt und durch Schlachtung und Ausschlachtungsanalyse der gemästeten Jungbullen abgeschlossen. Der Versuch dauerte vom 17. April bis zum 24. Dezember 1968.

Vom Beginn bis zum Abschluß des Versuches wurde den Jungbullen dasgleiche pelletierte Alleinfutter folgender Zusammensetzung verabreicht, das DARDŽONOV und Mitarb. als hocheffektiv empfehlen, und zwar:

Gemahlene Maisspindeln	50%
Luzernemehl	20%
Maisschrot	24%
Sojabohnenextraktionsschrot	5%
Dicalziumphosphat	1%

In den Krippen verfügten die Tiere über Steinsalz zum Lecken.

Das pelletierte Alleinfutter wurde für den Versuch aus nachstehenden Gründen gewählt:

1. Eine derartige Futterration ermöglicht eine sehr genaue mengenmäßige Ermittlung des von jedem Tier aufgenommenen Futters.
2. Es sollte die Mitteilung von DARDŽONOV und Mitarbeitern (1968), daß dieses Alleinfutter bei der Jungbullenmast einen durchschnittlichen Tageszuwachs von 1740 g erbrachte, überprüft werden.

Der Unterschied zwischen den Gruppen bestand lediglich im Fütterungsniveau. Als Grundlage dienten die in der VR Bulgarien benutzten energetischen Fütterungsnormen für die Jungbullenmast, die einen durchschnittlichen Tageszuwachs von 1000 g gewährleisten.

Nach diesen Normen fütterten wir die Jungbullen der Gruppe II (100%), die Gruppe I erhielt um 20% höhere (120%) und die Gruppe III um 20% niedrigere (80%) Futterrationen.

Bullenkälber wurden individuell gefüttert. Das Wasser stand ihnen in Selbsttränken zur Verfügung. Mit zunehmendem Alter wurde auch die Tagesfutterration gesteigert, während das Verhältnis zwischen den Rationsniveaus der drei Gruppen nicht verändert wurde (120, 100 und 80%). Die Höhe der Tagesfutterrationen in den jeweils 14tägigen Mastperioden ist aus Tabelle 1 ersichtlich.

Nachdem die Bullen der Gruppe II durchschnittlich 300 kg Lebendmasse erreicht hatten, wurde mit je 3 Bullen pro Gruppe ein Stoffwechselversuch

Tabelle 1

Tagesfutterrationen in den 14tägigen Mastperioden

14tägige Periode	Gruppen		
	I-120%	II-100%	III-80%
Ausgleichsperiode	7,0	7,0	7,0
I	7,2	6,5	5,2
II	7,8	6,5	5,2
III	8,4	7,0	5,6
IV	8,4	7,0	5,6
V	9,0	7,5	6,0
VI	9,0	7,5	6,0
VII	9,6	8,0	6,4
VIII	9,6	8,0	6,4
IX	10,2	8,5	6,8
X	10,2	8,5	6,8
XI	10,2	8,5	6,8
	10,8	9,0	7,2
XII	10,8	9,0	7,2
XIII	10,8	9,0	7,2
XIV	–	9,0	7,2
XV	–	–	7,2
XVI	–	–	7,2
XVII	–	–	7,2
XVIII	–	–	7,2

Tabelle 2

Zusammensetzung und Verdaulichkeit des pelletierten Alleinfutters

Gruppe	Trockensubstanz %	Organ. Substanz %	Rohprotein %	Rohfett %	Rohfaser %	NFE %	Rohasche %	Brutto-energie	Ca %	P %
Chemische Zusammensetzung										
	87,12	81,79	11,39	2,09	17,00	51,31	5,33	35,66	0,807	0,477
Verdauungskoeffizienten										
I-120%	56,02	57,39	63,55	48,32	38,51	62,57	34,56	55,45		
II-100%	57,69	59,25	66,55	52,43	42,67	63,52	32,74	57,54		
III- 80%	59,88	61,29	65,61	50,47	44,78	66,23	38,16	58,64		

zur Bestimmung der Verdaulichkeit der Rationen und der Stickstoffbilanz durchgeführt.

Die Ergebnisse dieses Versuchs sind in den Tabellen 2 und 3 dargestellt.

Es läßt sich die klar ausgeprägte Tendenz erkennen, daß die Erhöhung des Fütterungsniveaus zu einer Abnahme der Verdaulichkeit der organischen Substanz führt. Diese Tendenz zeigt sich am deutlichsten bei den Kohlenhydraten des Alleinfutters.

Die Stickstoffretention ist verhältnismäßig hoch und entspricht dem erreichten Durchschnittstageszuwachs bei den einzelnen Gruppen. Das Verhältnis von retiniertem zu eingenommenem sowie von retiniertem zu verdautem Stickstoff ist bei den drei Gruppen praktisch gleich.

In Tabelle 4 sind die Angaben über die erreichte Gesamt- und Durchschnittstageszunahme und die Futterverwertung während der gesamten Fütterungsperiode zusammengefaßt.

Es ist ein sehr guter Zuwachs bei verhältnismäßig geringem Futtermittelverbrauch je kg Zunahme erreicht worden. Die Unterschiede zwischen der durchschnittlichen Tageszunahme der einzelnen Gruppen sind hochsignifikant. Dabei ist die Differenz zwischen dem Durchschnittstageszuwachs der Gruppen mit höchstem und durchschnittlichem Fütterungsniveau (I und II) fast zweimal kleiner als die Differenz zwischen den Gruppen mit durchschnittlichem und niedrigstem Fütterungsniveau (II und III).

Den höchsten Futtermittelverbrauch je kg Zuwachs hatte die Gruppe I (mit Höchstfütterungsniveau), den niedrigsten die Gruppe II (mit durchschnittlichem Fütterungsniveau). Ein Ver-

Tabelle 3

N-Bilanz

Gruppe	Aufgenommener Stickstoff	Ausgeschiedener Stickstoff				Retenierter N in %	
		im Kot	im Harn	insgesamt	N-Bilanz	des aufgenommenen N	des verdauten N
	g	g	g	g	g		
I-120%	175,86	64,24	64,08	128,32	+ 47,54	27,10	42,60
II-100%	144,26	48,23	55,06	103,29	+ 40,97	28,44	42,66
III- 80%	123,92	42,61	48,20	90,81	+ 33,11	26,72	40,72

Tabelle 4

Zunahme und Futterverwertung

	Lebendmasse kg		Versuchsdauer	Gesamtzunahme	Tageszunahme
	zu Beginn des Versuches	am Ende des Versuches	Tage	kg	g
I-120%	166,5	409,7	175,9	243,3	1383
II-100%	166,7	403,9	188,3	236,2	1254
III- 80%	166,2	401,9	229,1	235,7	1029

	Futteraufwand insgesamt	Futteraufwand je 1 kg Zunahme			nach den OKI-Normen berechnete NEFr	Abweichung
			Umsetzbare Energie	NEFr		
	kg	g	kcal	kcal	kcal	%
I-120%	1619,5	6658	11905	6570	8110	– 19,0
II-100%	1464,8	6202	11461	6232	7800	– 20,2
III- 80%	1482,5	6290	11986	6549	7710	– 15,1

gleich der Werte des durchschnittlichen Tageszuwachses mit denen des Futterverbrauchs je 1 kg Zuwachs führt zu der Schlußfolgerung, daß das mittlere Fütterungsniveau dem optimalen Fütterungsniveau am nächsten ist, bei dem ein sehr guter Zuwachs und beste Futterverwertung erreicht werden.
Es ergibt sich das gleiche Verhältnis zwischen dem durchschnittlichen Tageszuwachs und dem Futtermittelverbrauch je kg Zuwachs, ausgedrückt in Kilogramm, umsetzbarer Energie oder Nettoenergie-Fett.
Da die verschiedenen Fütterungsniveaus auf ein und demselben Alleinfuttergemisch basieren, können die Systeme der energetischen Futtermittelbewertung in ihrer Aussagekraft nicht vergleichend beurteilt werden. Der Vergleich der in unserem Versuch erhaltenen Werte des Futterverbrauchs je kg Zuwachs, ausgedrückt in NEF_r, mit den nach den vorläufigen Normen des Oskar-Kellner-Instituts für Tierernährung Rostock berechneten Werten ergibt Unterschiede zwischen 15,1% beim niedrigsten Fütterungsniveau bis 20,2% beim mittleren Fütterungsniveau. In weiteren Untersuchungen soll festgestellt werden, ob dieser Unterschied auf zu hohe Normen oder auf einen spezifischen Einfluß der Pelletierung des Alleinfutters mit großem Anteil an Rauhfutter zurückzuführen ist.
Die wichtigsten in Tabelle 5 zusammengefaßten Ausschlachtungsergebnisse zeigen keine wesentlichen Unterschiede zwischen den einzelnen Gruppen. Die geringen Unterschiede zwischen einigen Kennziffern dieser Gruppe sind unbedeutend bzw. weisen eine schwache Tendenz zugunsten der Gruppe II (mittleres Fütterungsniveau) auf.

Tabelle 5

Ausschlachtungsergebnisse

Gruppe	Lebendmasse vor der Schlachtung kg	Schlachtkörpermasse kg	Schlachtausbeute %	Nierenfett kg	Andere Kompaktfette kg	Muskelauge cm^2
I-120%	399,6	225,9	56,5	3,892	4,802	80,2
II-100%	391,9	220,0	56,1	2,890	4,620	85,5
III- 80%	396,7	225,2	56,8	3,440	4,320	74,2

Schlußfolgerungen

1. Als bestgeeignetes Fütterungsniveau für Mastbullen erweist sich das den sowjetischen Fütterungsnormen zur Erlangung von 1000 g Durchschnittstageszuwachs entsprechende Fütterungsniveau. Die nach diesen Normen gefütterten Jungbullen erreichten einen Durchschnittstageszuwachs von 1254 g bei einem Futterverbrauch von 6232 kcal NEFr je kg Zunahme.

2. Bei diesem Versuch hat sich der Futterverbrauch je kg Zuwachs um 15,1 – 20,2% niedriger erwiesen als der nach den vom Oskar-Kellner-Institut für Tierernährung ausgearbeiteten vorläufigen Normen berechnete Futterverbrauch. Es soll durch weitere Untersuchungen festgestellt werden, ob dieser Unterschied auf zu hohe Normen oder auf den spezifischen Einfluß der Pelletierung zurückzuführen ist.

3. Bei ein und derselben Zusammensetzung der Futterration und differenziertem Fütterungsniveau ergibt sich ein unverändertes Verhältnis zwischen dem durchschnittlichen Tageszuwachs und dem Futtermittelverbrauch je kg Zuwachs, ausgedrückt in Kilogramm, TDN, verdaulicher Energie, umsetzbarer Energie oder NEFr.

N. Platikanov, M. Kanev und P. Pana'otov, Sofia

Beitrag zur Präzisierung der energetischen Fütterungsnormen für Mastschweine

Die in den einzelnen Ländern angewandten energetischen Fütterungsnormen für Mastschweine variieren in weiten Grenzen.
Während die dänischen Fütterungsnormen zur Mast von Bakonschweinen z.B. zwischen 1,02 (bei 20 kg Lebendmasse) und 3,84 (bei 90 kg Lebendmasse) sowjetischen Futtereinheiten schwanken, betragen die für den gleichen Zweck angewandten sowjetischen Normen 1,51 – 3,74 Futtereinheiten. Offensichtlich ist eine Überprüfung und Präzisierung dieser Normen im Hinblick auf die Betriebswirtschaft der großen industriellen Schweinekomplexe notwendig. Zu diesem Zweck wurde auf Beschluß der Arbeitsgruppe des RGW-Themas 6.2. in der Volksrepublik Bulgarien ein wissenschaftlich-wirtschaftlicher Versuch durchgeführt, in den 2 Stoffwechselversuche zur Bestimmung der Stickstoffbilanz einbezogen wurden.
Auf Empfehlung der Arbeitsgruppe zum Thema „Futterbewertung und Methoden zur Futterwertmessung" wurde der Versuch nach den einheitlichen methodischen Anleitungen durchgeführt, die ein von der Arbeitsgruppe ernannter Ausschuß zusammenstellte. Der Versuch wurde mit 3 Gruppen zu je 9 (4♂ + 5♀) Jungschweinen der Large-White-Rasse durchgeführt. Während einer einmonatigen Ausgleichperiode wurden die Jungschweine einheitlich gefüttert, mit Parasitenbekämpfungsmitteln behandelt und gegen Rotlauf und die Aujeszky-Krankheit geimpft. Der Versuch begann am 30. Juli 1968 bei 30,5 kg Durchschnittslebendmasse und 100 Tagen Alter der Schweine und wurde für jedes Schwein einzeln nach Erreichung von 94 bis 96 kg Lebendmasse mit Schlachtung und Ausschlachtungsanalyse abgeschlossen.
Für die Fütterung der Schweine standen 2 Futtergemische, Nr. 1 und Nr. 2, zur Verfügung, deren Zusammensetzung und zootechnische Kennwerte aus den Tabellen 1 und 2 ersichtlich sind.
Das Futtergemisch 1 erhielten alle Jungschweine im Lebendmasseabschnitt von 30 bis 60 kg und das Futtergemisch 2 im Lebendmasseabschnitt von 70 bis 95 kg; während des Lebendmasseabschnitts von 60 bis 70 kg wurde den Schweinen eine Mischung aus gleichen Teilen der beiden Futtergemische verabreicht.
Der Unterschied zwischen den Gruppen bestand nur im Fütterungsniveau: bei Gruppe I 80%, Gruppe II 100% und Gruppe III 120% der dänischen Fütterungsnormen für Fleischschweine, wobei darauf geachtet wurde, daß auch von Gruppe III die Futterration vollständig verzehrt und das Fütterungsniveau der 3 Gruppen im geplanten Verhältnis von 80 : 100 : 120 beibe-

Tabelle 1

Zusammensetzung der Futtergemische in %

Futtermittel	Während des Lebendmasseabschnitts		
	20–60 kg	60–70 kg	70–95 kg
	Futtergemisch Nr. 1	50% Nr. 1 + 50% Nr. 2	Futtergemisch Nr. 2
Maisschrot	60,5	62,75	65,0
Gerste-Weizenschrot	26,0	28,0	30,0
Weizenkleie	2,0	1,0	–
Sojaextraktionsschrot	3,0	1,5	–
Fischmehl	4,0	2,75	1,5
Futterhefe	2,0	1,75	1,5
Vitamine und Antibiotika	1,0	1,0	1,0
Mineralstoffe ohne P	1,5	1,25	1,0
L-Lysin	0,25	0,175	0,10
DL-Methionin	0,10	0,05	–

Tabelle 2

Zootechnische Kennwerte der Futtergemische

1 kg Futtergemisch enthält g	Futtergemisch Nr. 1	50% Nr. 1 + 50% Nr. 2	Futtergemisch Nr. 2
Gesamtnährstoff (TDN)	735	725	716
Rohprotein	137,2	125,1	113,3
Verdauliches Protein	111,3	99,7	88,7
Rohfaser	27,2	26,1	24,9
Rohasche	42,3	37,0	31,9
Ca	7,44	6,28	5,07
P	4,05	3,66	3,28
Lysin	8,75	6,97	5,22
Methionin + Cystin	4,39	3,50	2,59

Tabelle 3

Durchschnittliche Tagesfutterrationen während der 14tägigen Versuchsperioden, kg

Gruppe	14tägige Periode								
	I	II	III	IV	V	VI	VII	VIII	IX
I- 80%	1,137	1,279	1,500	1,597	2,007	2,246	2,293	2,400	2,400
II-100%	1,379	1,693	1,900	2,175	2,625	2,957	3,000	–	–
III-120%	1,598	2,086	2,450	2,623	3,166	3,572	3,600	–	–

halten wurde. Das absolute Niveau der von den Schweinen in aufeinanderfolgenden 14tägigen Versuchsperioden aufgenommenen Durchschnittstagesrationen geht aus Tabelle 3 hervor.

Da die Tiere der einzelnen Gruppen die 14tägigen Versuchsperioden bei verschiedenen Lebendmassen durchliefen und das Fütterungsniveau auf Grund der Lebendmasse bestimmt wurde, ergibt sich zwischen den Fütterungsniveaus während der einzelnen 14tägigen Versuchsperioden bei einer bestimmten Lebendmasse eine Abweichung vom Verhältnis 80 : 100 : 120.

Im Laufe des wissenschaftlich-wirtschaftlichen Versuchs wurden zwei Stoffwechselversuche mit je 3 Schweinen pro Gruppe zur Ermittlung der Verdaulichkeit der beiden Futtergemische sowie der Stickstoffbilanz durchgeführt. Der erste Versuch zur Verdaulichkeitsbestimmung des Futtergemisches 1 wurde bei Erreichung von 50 kg Lebendmasse und der zweite Versuch zur Verdaulichkeitsbestimmung des Futtergemisches 2 bei Erreichung von 85 bis 90 kg begonnen.

Die Resultate der Stoffwechselversuche sind in den Tabellen 4 und 5 ausgewiesen.

Die Verdaulichkeit der organischen Substanz der beiden Gemische beträgt etwa 85%. Beim Rohprotein besteht eine gewisse Tendenz zur Abnahme der Verdaulichkeit bei Erhöhung der Futterrationen, die im ersten Versuch besser zum Ausdruck kommt.

Im ersten bei 50 kg Lebendmasse durchgeführten Stoffwechselversuch zeigte sich ein deutlicher Unterschied in der Stickstoffretention zwischen den einzelnen Gruppen. Bei Erhöhung des Fütterungsniveaus stieg auch die Menge des retinierten Stickstoffs. Der prozentuale Anteil des retinierten Stickstoffs an der Gesamtmenge des aufgenommenen bzw. des verdaulichen Rohproteins ist bei der ersten Gruppe am höchsten. Die Unterschiede sind jedoch gering,

Tabelle 4

Verdaulichkeit der Futtergemische

Gruppe	Trocken-Substanz %	Organische Substanz %	Rohprotein %	Rohfett %	Rohfaser %	NFE %	Energie %
Futtergemisch Nr. 1 – Lebendmasseabschnitt bis zu 60 kg							
I- 80%	86,12	87,50	84,12	72,95	44,20	90,98	85,49
II-100%	84,34	86,03	80,44	60,00	38,01	90,76	83,51
III-120%	84,30	85,85	78,81	47,01	41,67	91,37	83,62
Futtergemisch Nr. 2 – Lebendmasseabschnitt 70–95 kg							
I- 80%	84,05	85,82	80,51	41,67	30,00	90,78	84,16
II-100%	82,15	84,03	76,18	37,41	23,56	89,70	80,42
III-120%	84,15	85,79	78,25	39,66	32,52	91,10	83,25

Tabelle 5

N-Bilanz

Gruppe	Aufgenommener N g	Ausgeschiedener N im Kot g	Ausgeschiedener N im Harn g	Ausgeschiedener N insgesamt g	N-Bilanz g	N-Retention in % des aufgenommenen Stickstoffs	N-Retention in % des verdauten Stickstoffs
Vom Futtergemisch Nr. 1 — Lebendmasseabschnitt bis zu 60 kg							
I – 80 %	37,28	5,92	12,99	18,91	+ 18,37	49,28	59,92
II – 100 %	46,24	9,01	16,11	25,12	+ 21,12	45,67	56,78
III – 120 %	55,36	11,63	18,63	30,26	+ 25,10	45,35	57,26
Vom Futtergemisch Nr. 2 — Lebendmasseabschnitt 70—95 kg							
I – 80 %	44,16	8,48	19,95	28,43	+ 15,73	35,61	44,16
II – 100 %	55,36	12,96	27,38	40,34	+ 15,02	27,13	35,46
III – 120 %	66,13	14,13	33,14	47,27	+ 18,86	28,52	36,29

und zwischen Gruppe II und III wird keine Differenz festgestellt. Im zweiten Versuch ist im Vergleich zu dem ersten der tägliche Stickstoffansatz bedeutend geringer.

Auch in diesem Fall wurde beim höchsten Fütterungsniveau der höchste Stickstoffansatz beobachtet, doch kommt mit höherem Fütterungsniveau die Tendenz zur Steigerung des Stickstoffansatzes nicht so klar zum Ausdruck wie beim ersten Versuch.

Im allgemeinen ist sowohl bis zum Erreichen einer Lebendmasse von 60 kg wie auch darüber hinaus der höchste Tagesansatz an Stickstoff bei der Gruppe mit höchstem Fütterungsniveau zu verzeichnen. Bis zum Erreichen von 60 kg Lebendmasse ist bei der Gruppe mit durchschnittlichem Fütterungsniveau mehr Stickstoff als bei der Gruppe mit niedrigstem Fütterungsniveau angesetzt worden, und während des Lebendmasseabschnitts von 70 bis 95 kg gleicht sich die N-Bilanz der beiden Gruppen praktisch aus.

Das gesteigerte Fütterungsniveau und das höhere Alter bedingen selbstverständlich die Steigerung des täglichen Durchschnittszuwachses (Tab. 6).

Während die Steigerung des Fütterungsniveaus eine relativ gleichmäßige Erhöhung des durchschnittlichen Tageszuwachses hervorruft (die Unterschiede in dem Tageszuwachs zwischen der Gruppe I und II liegen in beiden Lebendmasseabschnitten etwas höher als die zwischen den Gruppen II und III), ergibt sich mit zunehmendem Alter der Schweine eine unterschiedliche Erhöhung des Durchschnittstageszuwachses der einzelnen Gruppen. Letzterer ist am niedrigsten (49g) bei der Gruppe mit dem niedrigsten Fütterungsniveau, bedeutend höher (119g) bei der folgenden Gruppe II und am höchsten (203 g) bei der Gruppe mit höchstem Fütterungsniveau.

Tabelle 6

Durchschnittliche Tageszunahme und Futterverwertung

Gruppe	Lebendmasseabschnitt	Durchschnittliche Tageszunahme	Futteraufwand je kg Zunahme			nach den OKI-Normen berechnete NEFs	Abweichungen
				Umsetzbare Energie	NEFs		
	kg	g	kg	kcal	kcal	kcal	%
I – 80 %		518	2,660	8367	5878	7390	– 20,4
II – 100 %	30 – 60	641	2,690	8261	5738	6930	– 16,5
III – 120 %		730	2,814	8570	5989	6670	– 10,2
I – 80 %		567	4,102	12396	8710	9020	– 3,4
II – 100 %	70 –96	760	3,867	11443	8041	7960	+ 1,0
III – 120 %		933	3,605	10870	7634	7390	+ 3,4
I – 80 %		559	3,284	10100	7096	8110	– 12,5
II – 100 %	30 – 96	693	3,227	9708	6812	7480	– 9,0
III – 120 %		812	3,166	9600	6730	7080	– 4,9

Ein Vergleich der Angaben über den täglichen Durchschnittszuwachs mit jenen des Futterverbrauchs je kg Zuwachs führt zu der Schlußfolgerung, daß im Lebendmasseabschnitt von 70 bis 95 kg das niedrigste Fütterungsniveau unzureichend ist und das höchste Fütterungsniveau am günstigsten erscheint, während im Lebendmasseabschnitt von 30 bis 60 kg sich das mittlere als günstigstes Fütterungsniveau erweisen dürfte.
Im Vergleich des Futtermittelverbrauchs je 1 kg Zuwachs, ausgedrückt in NEFs, mit dem nach den vom Oskar-Kellner-Institut für Tierernährung, Rostock, ausgearbeiteten vorläufigen Normen berechneten Verbrauch zeigt, daß bei unserem Versuch zur Erlangung von 60 kg Lebendmasse bedeutend weniger Futtermittel je kg Zuwachs (Tab. 6) verbraucht worden sind und daß die im Lebendmasseabschnitt von 70 bis 95 kg in unserem Versuch erzielten Resultate mit den nach den OKI-Normen zu erwartenden übereinstimmen.
Die wichtigsten Ergebnisse der Ausschlachtungsanalyse sind in Tabelle 7 enthalten.
Die besten Resultate ergab die Gruppe mit dem niedrigsten Fütterungsniveau. Die Differenzen zwischen den Kennziffern der drei Gruppen sind jedoch gering. Bei der Rückenspeckdicke und dem Nierenfett wird keine klar ausgeprägte Tendenz festgestellt. Bei Erhöhung des Fütterungsniveaus zeigt sich eine Verkleinerung des Muskelauges und eine Erniedrigung des relativen Anteils des Fleisches im Fleisch: Speck: Knochen-Verhältnis des Schinkens.

Tabelle 7

Ausschlachtungsergebnisse

Gruppe	Lebendmasse vor der Schlachtung	Schlachtmasse		Rückenspeckdicke	Nierenfett	Muskelauge	Schinken		
							Fleisch	Speck	Knochen
	kg	kg	%	mm	kg	cm²	%	%	%
I- 80%	96,1	75,4	78,43	35,4	1,051	29,3	64,9	27,6	7,5
II-100%	98,5	77,1	78,26	40,6	1,038	28,2	63,5	29,7	6,8
III-120%	97,8	76,0	77,72	38,6	1,020	26,9	61,5	30,9	7,6

Zusammenfassung und Schlußfolgerungen

Bis zum Erreichen von 60 kg Lebendmasse bedingt ein erhöhtes Fütterungsniveau eine Steigerung des N-Ansatzes und des täglichen Durchschnittszuwachses, wobei sich die Futterverwertung, wenn auch unbedeutend, verringert. Vermutlich wird die Erhöhung des Fütterungsniveaus das Fleisch: Fett-Verhältnis verschlechtern. Daher dürfte bis zur Erreichung von 60 kg Lebendmasse das niedrigste der drei geprüften Fütterungsniveaus das zweckmäßigste sein. Bei diesem Niveau weicht der Futterverbrauch je kg Zuwachs am meisten von dem nach den OKI-Normen zu erwartenden ab.
In der zweiten Hälfte der Mastperiode zeigt sich mit derselben Erscheinung der Erhöhung des täglichen Durchschnittszuwachses bei Erhöhung des Fütterungsniveaus im Gegensatz zu den Ergebnissen der vorgehenden Periode eine verbesserte Ausnutzung der Futtermittel. Jedoch hat die Erhöhung des Fütterungsniveaus wahrscheinlich einen Einfluß auf die Ergebnisse der Ausschlachtungsanalyse, was sich in einer Abnahme des Fleischanteils und einer Steigerung des Speckanteils im Schinken zeigt. Während dieser Mastperiode ergibt sich hinsichtlich der Kennziffer der Futterverwertung praktisch eine Übereinstimmung mit den nach den OKI-Normen errechneten Werten.

E. Pălămaru, Maria Sîrbu, Emilia Constantinescu
und Cornelia Berbeci, Bukarest

Beitrag zur Präzisierung der energetischen Fütterungsnormen für Mastschweine

Nach dem von der Arbeitsgemeinschaft bestätigten Versuchsprotokoll über „Vergleichende Untersuchungen über die Systeme der energetischen Bewertung der Futtermittel und Rationen“ wurden Versuche zur Mast von Schweinen durchgeführt, die im Herbst 1968 begonnen und im Frühjahr 1969 beendet wurden. Das dazu benutzte biologische Material bestand aus 30 Jungebern der weißen Fleischrasse gleichen Alters und gleicher Körpermasse. Die Tiere wurden in drei gleichartige Gruppen aufgeteilt.

Die Zusammensetzung des verfütterten Mischfutters war für alle drei Gruppen gleich. Ein Unterschied bestand in der Höhe der verabreichten Futterration. Die erste Gruppe erhielt 80% und die dritte Gruppe 120% von der Ration der zweiten Gruppe. Die Menge des angebotenen Mischfutters pro Tier und Tag war so berechnet, daß die Tiere der Gruppe III während der gesamten Mastzeit die Ration ganz aufnehmen konnten.

Sowohl zu Beginn als auch während der Versuche wurden, soweit es möglich war, die durch das Protokoll empfohlenen methodischen Anweisungen in bezug auf die Normen der Nährstoffe und auch in bezug auf die Übersicht über die Futteraufnahme, die Entwicklung der Körpermasse, die Verdauungsversuche und die Nährstoffbilanz, die Schlachtungen und die chemischen Analysen der Versuchstiere beachtet.

Die Daten, die die Ergebnisse der Mastversuche widerspiegeln, wurden statistisch ausgewertet, mit Ausnahme der Futteraufnahme, wofür die Ergebnisse in Durchschnittswerten pro Gruppe und pro Fütterungsperiode genannt sind, da eine individuelle Fütterung nicht durchgeführt werden konnte.

Ergebnisse

Der Tabelle 1 ist die chemische Zusammensetzung der verschiedenen Futtermittel zu entnehmen, die in dem Mischfutter für die drei Mastperioden (30–60 kg, 60–70 kg, 70–95 kg) verwendet wurden.

Die Daten über die Futtermittelzusammensetzung und den Nährstoffgehalt des Mischfutters sowie über den Gehalt der Mineral- und Wirkstoffmischung, die während der ganzen Mastzeit eingesetzt wurde, liegen in Tabelle 2 vor.

Während der Mastzeit unterlagen die Tiere gleichen Haltungs- und Pflegebedingungen; der einzige Unterschied bestand in der differenzierten Verab-

Tabelle 1

Nährstoffgehalt der Futtermittel in Prozent

Futtermittel	Trockensubstanz	Futtereinheiten	Rohprotein	verdauliches Rohprotein	Zellulose	Asche	Lysin	Methionin + Cystin
Mais	85,50	126	11,13	9,30	2,64	1,30	0,26	0,45
Gerste	86,00	113	12,20	8,78	3,09	2,64	0,35	0,40
Erbsen	87,26	115	19,91	18,71	3,91	5,68	1,55	0,52
Sonnenblumenschrot	90,84	85	34,94	29,35	19,30	6,87	1,35	1,52
Fischmehl	89,94	105	59,71	53,80	2,03	15,63	5,30	2,90
Futterhefe	88,45	115	40,96	38,13	7,15	2,69	3,02	1,11
Futterkreide	98,5	—	—	—	—	—	—	—

reichung der Futtermenge an die drei Versuchsgruppen. Gruppe I erhielt 80% der Norm, Gruppe II 100% der Norm und Gruppe III 120% der Norm. Die tägliche Ration wurde erhöht, sobald Gruppe III größere Futtermengen aufnehmen konnte. Dabei blieb das Verhältnis der Futtermenge zwischen den Gruppen von 80:100:120% der Norm stets gewahrt.

Bezüglich des Übergangs der Tiere von einer Mastperiode zur anderen (30–60 kg; 60–70 kg; 70–95 kg) diente Gruppe II als Ausgangsbasis.

Insgesamt betrug die Versuchsdauer 114 Tage. Die Entwicklung der Körpermasse und die mittleren täglichen Zunahmen in den drei Perioden (Anfangs-, Übergangs- und Endmastperiode) sind in Tabelle 3 angeführt.

Aus der Analyse der Daten geht hervor, daß in allen drei Mastperioden die Körpermasse und die mittleren täglichen Zunahmen bei Gruppe II und III gegenüber Gruppe I höher waren, was statistisch belegt werden konnte.

Wenn man die Gruppe II als Bezugsgröße nimmt, deren Futternorm 100% betrug, waren für das Erreichen von 95 kg Körpermasse 114 Tage notwendig. Auf Grund der mittleren täglichen Zunahmen der Gruppen I und II, die 80% bzw. 120% der Norm erhielten, wäre für das Erreichen der gleichen Lebendmasse (wie bei Gruppe II) eine längere Mastperiode (145,8 Tage) für Gruppe I erforderlich und eine kürzere (96,2 Tage) für Gruppe III. Nach dem angewandten Fütterungsniveau haben sich auch die Tiere in Abhängigkeit von dem täglich verabreichten Futter verschieden entwickelt.

Bezüglich der Futterverwertung haben die drei Versuchsgruppen trotz der unterschiedlichen Futtermengen während derselben Mastperiode annähernd gleichen Futteraufwand je kg Lebendmasse. Es bestehen nur kleine Diffe-

Tabelle 2

Nährstoffgehalt der Mischfuttermittel in Prozent

Futtermittelanteil in %	Lebendmasseabschnitt 30–60 kg	60–70 kg	70–95 kg
Mais	51,78	58,82	65,86
Gerste	31,0	30,50	30,00
Erbsen	7,0	3,50	–
Sonnenblumenschrot	3,0	1,50	–
Fischmehl	3,0	2,35	1,70
Futterhefe	2,0	1,0	–
Synthetisches L-Lysin	0,22	0,23	0,24
Vitaminmischung *	1,00	1,00	1,00
phosphorfreie Mineralstoffmischung **	1,00	1,00	1,00
Futterkalk	–	0,10	0,20
Nährstoffgehalt der Mischfuttermittel in Prozent			
Sowjetische Futtereinheit	116	117	119
Rohprotein	14,6	13,3	12,0
Verdauliches Rohprotein	12,1	10,8	9,7
Lysin	0,83	0,72	0,61
Methionin + Cystin	0,55	0,51	0,46
Rohzellulose	3,38	2,98	2,70
Asche	2,70	2,30	1,91
Kalzium	0,65	0,61	0,57
Phosphor	0,43	0,36	0,33

* Vitaminmischung je 1 kg Mischfutter
- Vitamin A 1500 UI
- Vitamin D 400 UI
- Vitamin B_{12} 17 mcg
- Tetrazyklin 17 mcg

** Mineralstoffmischung in Prozent
- Futterkalk 82,3
- Kochsalz 15,0
- Eisensulfat 1,6
- Zinksulfat 0,5
- Mangansulfat 0,3
- Kupfersulfat 0,3

renzen zwischen den Gruppen. Ein höherer Futterverzehr wurde in der Übergangs- und Endmastperiode festgestellt. Die Daten sind der Tabelle 4 zu entnehmen.

Nachdem die Tiere der Gruppe II eine durchschnittliche Lebendmasse von 95 kg erreicht hatten, wurden die Tiere aller Gruppen geschlachtet. Die Ergebnisse bezüglich der Schlachtleistung sowie der Qualität der Schlachtkörperteilstücke liegen in Tabelle 5 vor.

Aus der Analyse der Daten geht hervor, daß überwiegend Gruppe III die höchsten Kennwerte aufzuweisen hat, gefolgt von Gruppe II, und an letzter Stelle steht Gruppe I.

Tabelle 3

Entwicklung der Lebendmasse der Tiergruppen in den Mastperioden

Mastperiode	Gruppe	Anfangslebendmasse kg		Endlebendmasse kg		Signifikanter Unterschied gegenüber III		Mittlere tägliche Zunahme in g		Signifikanter Unterschied gegenüber III	
		$\bar{x}$	$\pm s_{\bar{x}}$	$\bar{x}$	$\pm s_{\bar{x}}$	I	II	$\bar{x}$	$\pm s_{\bar{x}}$	I	II
Anfangsperiode	I	30	0,025	54,14	1,87		—	439	32,2		—
	II	30	0,025	60,50	1,38	×		554	28,4	×	
30—60 kg	III	30	0,025	67,23	1,01	× × ×	× ×	677	19,7	× × ×	× ×
Übergangs-	I	54,14	1,87	61,92	2,45		— —	486	42,3		— —
periode	II	60,50	1,38	70,60	1,53	× ×		632	18,8	× ×	
60—70 kg	III	67,23	1,01	78,19	1,34	× × ×	× ×	685	33,9	× ×	ns
Endperiode	I	61,92	2,45	81,05	4,00		— — —	445	41,7		— —
70—95 kg	II	70,60	1,53	95,30	1,64	× × ×		574	18,8	× ×	
	III	78,19	1,34	105,00	2,21	× × ×	× ×	623	27,0	× ×	ns
Ganze Ver-	I	30	0,025	81,05	4,00		— — —	448	35,3		— —
suchsperiode	II	30	0,025	95,30	1,64	× × ×		573	16,0	× ×	
30—95 kg	III	30	0,025	105,00	2,21	× × ×	× ×	658	19,9	× × ×	× ×

Signifikanz:		Plus-Differenzen	Minus-Differenzen
	$P < 0{,}05$	x	—
	$P < 0{,}01$	xx	— —
	$P < 0{,}001$	xxx	— — —
	$P > 0{,}05$	ns	ns

Tabelle 4

Futterverwertung in den Mastperioden

Mastperiode	Gruppe	Futteraufwand je 1 kg Lebendmassezunahme					
		Mischfutter		Futtereinheiten		Rohprotein	
		kg	%	FE	%	g	%
Anfangsperiode	I	3,49	100	4,05	100	509	100
30 – 60 kg	II	3,49	100	4,05	100	509	100
	III	3,38	96,8	3,93	97,0	494	97
Übergangsperiode	I	4,26	100,2	5,00	100,2	567	100,3
60 – 70 kg	II	4,25	100	4,99	100	565	100
	III	4,43	103,99	5,20	104,2	589	104,2
Endperiode	I	4,80	102,1	5,70	102,1	577	102,3
70 – 95 kg	II	4,70	100	5,58	100	5,64	100
	III	5,08	108,1	6,03	108,1	610	108,1
Ganze Versuchs-	I	4,10	100,7	4,83	101,2	544	100,9
periode	II	4,07	100	4,77	100	539	100
30 – 95 kg	III	4,14	101,7	4,87	102,1	549	101,8

Der Futteraufwand verringert sich nicht mit steigender Lebendmassezunahme/Tag.

Die chemische Zusammensetzung des Fleisches und des Specks geht aus Tabelle 6 hervor. Die Ergebnisse zeigen einen leicht höheren Gehalt an Trockensubstanz und Fett bei Gruppe II und III gegenüber Gruppe I, sowohl für Fleisch (Muskel long. dorsi) als auch für Rückenspeck.

Während der Versuchsperiode wurden mit je 3 Schweinen jeder Gruppe Stoffwechselversuche durchgeführt, um die Verdaulichkeit der Nährstoffe aus den Rationen und die Stickstoffbilanz sowie die Energie (verdauliche, umsetzbare und Nettoenergie) festzustellen. Aus den Tabellen 7 und 8 sind die Durchschnittswerte zu entnehmen, die in diesen Stoffwechseluntersuchungen ermittelt wurden. Die Versuche wurden sowohl bei 40 kg als auch bei 80 kg mittlerer Lebendmasse durchgeführt, wobei Gruppe II wiederum als Ausgangsbasis diente.

Genau wie bei der eigentlichen Mast (Tab. 3) war die mittlere tägliche Lebendmassezunahme bei den Tieren aus Gruppe II und III größer als bei Gruppe I. Hinsichtlich der Futterverwertung je 1 kg Lebendmassezunahme lagen nur unbedeutende Unterschiede vor. Höhere Unterschiede bestanden in Abhängigkeit vom Alter bzw. von der Lebendmasse der Schweine. So waren sowohl Futterverwertung als auch Futteraufwand je 1 kg Zunahme bei 40 kg Lebendmasse bei allen Gruppen weit geringer als bei 80 kg.

Auf Grund der chemischen Analysen des verzehrten Futters und der Ausscheidungen wurden die Verdauungskoeffizienten berechnet, die in den Tabellen 9 und 10 vorliegen.

Tabelle 5

Schlachtergebnisse

Spezifikation		I (80 %) $\bar{x}$	$\pm s_{\bar{x}}$	II (100 %) $\bar{x}$	$\pm s_{\bar{x}}$	III (120 %) $\bar{x}$	$\pm s_{\bar{x}}$
a) Schlachtleistung							
Lebendmasse bei der Schlachtung	kg	79,0	2,23	92,9	1,65	102,4	2,19
Schlachtkörpermasse	kg	62,0	3,19	74,4	1,44	82,3	1,91
Ausschlachtungsergebnis	%	78,4	0,85	80,0	2,22	80,4	0,18
Schlachtkörperlänge	cm	90,4	1,43	94,9	1,47	99,1	0,36
Schlachtkörpertiefe	cm	34,8	0,64	37,1	0,65	37,8	0,18
Schenkelumfang	cm	57,8	1,03	60,7	0,87	61,9	0,87
Halsspeckdicke	cm	3,67	0,14	4,51	0,17	4,63	0,26
Rückenspeckdicke	cm	2,82	0,19	3,17	0,12	3,64	0,21
Bauchspeckdicke	cm	2,38	0,15	2,73	0,21	2,92	0,17
Fleisch-Fett-Verhältnis		1 : 0,52		1 : 0,60		1 : 0,63	
b) Qualität des Schlachtkörpers							
Kotelettfläche	cm^2	70,07	3,26	83,09	1,69	94,78	3,63
Muskelfläche des long. dorsi	cm^2	26,97	1,50	27,90	1,32	27,86	1,08
Speckoberfläche	cm^2	41,53	2,37	53,39	2,14	65,72	3,80
Fläche anderer Gruppenmuskel	cm^2	1,57	0,41	1,8	0,45	1,20	0,11
Fett-Fleisch-Verhältnis		1 : 1,45		1 : 1,79		1 : 2,26	

Aus der Analyse der ermittelten Koeffizienten geht hervor, daß sowohl bei den Tieren derselben Gruppe als auch zwischen den Gruppen Differenzen bestehen.
Bei den Nährstoffen lag die höchste Verdaulichkeit bei den N-freien Extraktstoffen vor, dann folgten organische Substanz, Trockensubstanz, Rohprotein und Reinprotein; diese Aussage gilt sowohl für die Versuche mit 40 kg als auch mit 80 kg schweren Schweinen. Im allgemeinen sind aber die Verdauungskoeffizienten für die meisten Nährstoffe in den Versuchen mit 80 kg Körpermasse (Tab. 10) höher als mit 40 kg (Tab. 9).
Hinsichtlich der Stickstoffbilanz sind die Ergebnisse in allen Fällen positiv, sowohl bei einer Körpermasse von 40 kg als auch von 80 kg; die Bilanzzahlen liegen aber bei jungen Schweinen höher. Zwischen den verschiedenen Versuchsgruppen sind die Werte annähernd gleich.
Als Ergebnis der Stoffwechselversuche sind in den Tabellen 11 und 12 die energetischen Werte (Bruttoenergie, verdauliche, umsetzbare und Nettoenergie) je 1 kg Mischfuttermittel angeführt.

Tabelle 6

Chemische Zusammensetzung des Fleisches und des Speckes in Prozent

Schweine-gruppen	Nummer des Tieres	Muskel longissimus dorsi				Rückenspeck			
		Trocken-substanz	Protein	Fett	Asche	Trocken-substanz	Fett	Binde-gewebe	Asche
I (80 %)	1	23,32	21,33	0,85	1,14	93,73	92,42	1,22	0,08
	2	24,84	22,85	0,81	1,18	94,20	92,76	1,26	0,18
	3	24,04	21,78	1,08	1,18	94,08	92,82	1,18	0,08
Durchschnitt		24,06	21,99	0,91	1,16	94,00	92,67	1,22	0,11
II (100 %)	4	23,69	21,54	0,96	1,19	93,56	92,31	1,14	0,11
	5	24,44	22,33	0,97	1,14	93,92	92,61	1,24	0,07
	6	24,65	22,56	0,93	1,16	95,28	94,07	1,13	0,08
Durchschnitt		24,26	22,14	0,95	1,17	94,25	95,99	1,17	0,09
III (120 %)	7	24,20	22,05	1,00	1,15	94,49	93,61	0,77	0,08
	8	24,28	21,87	1,28	1,13	94,34	93,18	1,04	0,12
	9	24,40	21,85	1,40	1,15	94,02	93,03	0,92	0,07
Durchschnitt		24,29	21,92	1,23	1,14	94,28	93,27	0,92	0,09

Tabelle 7

Futterverwertung während der Verdauungsversuche (bei 40 kg Lebendmasse)

Gruppe	Nummer des Tieres	Lebendmasse			Futteraufwand je 1 kg Lebendmassezunahme				
		Anfangsmasse kg	Endmasse kg	Mittlere tägliche Zunahme g	Mischfuttermittel kg	verdauliche Energie kcal	umsetzbare Energie kcal	Nettoenergie kcal	verdauliches Rohprotein g
I (80 %)	1	40,6	44	486	3,127	10403	10063	7126	464,4
	2	39,4	43	514	2,957	9445	8945	6488	439,1
	3	36,0	40	571	2,662	8838	8481	6011	395,3
	$\bar{x}$	38,6	42,3	524	2,915	9562	9163	6542	432,9
	$\pm s_{\bar{x}}$	2,42	1,22	24,9	0,135	453	468	330	20,1
II (100 %)	4	41,5	46	643	2,955	9740	9403	6584	438,8
	5	41,4	47	800	2,375	7522	7251	5123	352,7
	6	43	48	714	2,661	8552	8217	5833	395,1
	$\bar{x}$	42	47	728	2,664	8605	8290	5847	395,5
	$\pm s_{\bar{x}}$	0,18	0,57	78,6	0,109	638	468	420	24,8
III (120 %)	7	45	51	857	2,777	9272	8881	6295	412,4
	8	45	50,5	786	3,027	9835	9514	6723	449,5
	9	45,5	52,5	1000	2,380	7864	7785	5664	353,4
	$\bar{x}$	45,1	51,3	881	2,728	8990	8727	6227	405,1
	$\pm s_{\bar{x}}$	0,16	0,60	62,6	0,081	583	503	307	27,8

Tabelle 8

Futterverwertung während des Verdauungsversuches (bei 80 kg Lebendmasse)

Gruppe	Nummer des Tieres	Lebendmasse: Anfangsmasse kg	Lebendmasse: Endmasse kg	Lebendmasse: Mittlere tägliche Zunahme g	Futteraufwand je 1 kg Lebendmassezunahme: Mischfuttermittel kg	Futteraufwand je 1 kg Lebendmassezunahme: verdauliche Energie kcal	Futteraufwand je 1 kg Lebendmassezunahme: umsetzbare Energie kcal	Futteraufwand je 1 kg Lebendmassezunahme: Nettoenergie kcal	Futteraufwand je 1 kg Lebendmassezunahme: verdauliches Rohprotein g
I (80 %)	1	74	77,5	500	4,480	15711	15115	10676	522,4
	2	73	76	429	5,221	18148	17449	12363	608,8
	3	65	68,5	500	4,480	14851	14233	10187	522,4
	$\bar{x}$	70,7	74,0	476	4,727	16237	15599	11075	551,2
	$\pm s_{\bar{x}}$	2,84	2,77	23,57	0,245	1048	954	643	28,6
II (100 %)	4	77	82	714	3,921	13080	12735	8948	457,2
	5	81	85	571	4,904	16458	15889	11250	571,8
	6	74	79	714	3,921	13273	12743	9010	457,2
	$\bar{x}$	77,1	82,0	666	4,249	14270	13789	9736	495,4
	$\pm s_{\bar{x}}$	2,03	1,72	47,45	0,326	1090	1040	754	37,9
III (120 %)	7	89	94,5	785	4,267	14580	14026	9934	497,5
	8	85	90	714	4,665	15758	15241	10753	543,9
	9	75	80	714	4,706	15746	15247	10758	548,7
	$\bar{x}$	83	88,2	738	4,546	15361	14838	10482	530,0
	$\pm s_{\bar{x}}$	4,14	4,28	23,56	0,139	389	404	272	13,6

Tabelle 9

Verdauungskoeffizienten und Stickstoffbilanzen der Rationen (bei 40 kg Lebendmasse)

Gruppe	Nummer des Tieres	Trockensubstanz %	organische Substanz %	Rohprotein %	Eiweiß %	Rohfett %	N-freie Extraktstoffe %	Rohzellulose %	Asche %	Stickstoffbilanz %
I (80 %)	1	86,0	87,7	81,4	81,1	63,4	93,4	45,8	47,3	54,3
	2	82,7	84,7	76,1	75,7	53,6	91,4	40,3	34,5	39,99
	3	85,3	87,0	82,3	80,2	61,0	92,5	44,4	43,6	49,97
	$\bar{x}$	84,7	86,5	79,0	79,0	59,3	92,4	43,5	40,8	48,1
	$\pm s_{\bar{x}}$	1,00	0,89	1,92	1,66	2,93	0,57	1,64	3,78	1,13
II (100 %)	4	85,2	86,8	78,4	78,1	50,0	92,6	56,7	47,1	54,28
	5	81,8	84,0	75,9	75,5	64,2	90,1	50,0	42,6	47,01
	6	81,8	85,1	76,6	76,3	50,0	91,3	50,0	38,2	48,8
	$\bar{x}$	82,9	85,3	77,0	76,6	48,7	91,3	52,2	42,6	50,0
	$\pm s_{\bar{x}}$	1,12	0,81	0,72	0,75	1,25	0,71	2,22	2,55	2,18
III (120 %)	7	86,4	87,9	82,3	82,1	60,9	92,3	62,2	51,8	47,48
	8	84,1	85,8	77,9	77,6	56,9	91,9	45,5	44,7	52,88
	9	85,5	87,0	78,5	78,2	46,2	93,3	52,7	49,4	43,53
	$\bar{x}$	85,3	86,9	79,6	79,3	54,7	92,5	53,5	48,6	48,0
	$\pm s_{\bar{x}}$	0,51	0,60	1,37	1,40	4,37	0,40	4,81	2,07	2,71

Tabelle 10

Verdauungskoeffizienten und Stickstoffbilanzen der Rationen (bei 80 kg Lebendmasse)

Gruppe	Nummer des Tieres	Trocken-substanz %	organische Substanz %	Roh-protein %	Ei-weiß %	Roh-fett %	N-freie Extrakt-stoffe %	Roh-zellu-lose %	Asche %	Stick-stoff-bilanz %
I (80 %)	1	89,5	90,9	86,6	86,3	70,5	94,5	52,5	57,6	41,4
	2	88,3	89,9	85,1	84,8	73,8	93,8	43,7	51,8	43,8
	3	85,4	87,1	78,2	77,7	52,5	93,0	31,3	48,2	34,5
	$\bar{x}$	87,7	89,3	83,3	82,9	65,6	93,8	42,5	52,5	39,9
	$\pm s_{\bar{x}}$	1,21	0,98	2,57	2,73	7,73	0,43	2,10	2,79	2,77
II (100 %)	4	86,3	87,7	78,0	77,5	52,6	93,0	48,0	52,8	39,7
	5	86,2	87,7	78,9	78,4	60,5	92,6	46,0	50,9	40,3
	6	86,5	88,1	79,5	79,1	59,2	92,8	48,0	51,9	37,2
	$\bar{x}$	86,3	87,9	78,8	78,3	57,4	92,8	47,3	51,9	39,1
	$\pm s_{\bar{x}}$	0,25	0,12	0,43	0,46	1,42	0,11	0,57	0,55	0,95
III (120 %)	7	87,3	88,7	82,6	82,2	67,0	92,9	46,2	54,3	37,1
	8	86,4	88,0	80,9	80,5	62,2	92,8	39,0	50,0	43,8
	9	85,7	87,3	78,4	77,5	59,3	92,7	36,7	49,6	39,7
	$\bar{x}$	86,5	88,0	80,5	80,1	62,8	92,8	40,6	51,3	40,9
	$\pm s_{\bar{x}}$	0,46	0,38	1,30	1,37	2,23	0,06	2,84	1,50	1,94

Tabelle 11

Energetischer Wert je 1 kg Mischfuttermittel der Rationen
(berechnet aus Verdauungsversuchen mit Schweinen bei 40 kg Lebendmasse)

Gruppe	Nummer des Tieres	Bruttoenergie		verdauliche Energie		umsetzbare Energie		Nettoenergie	
		kcal	%	kcal	%	kcal	%	kcal	%
I (80 %)	1	3924	100	3327	84,8	3218	82,0	2279	58,1
	2	3924	100	3194	81,4	3025	77,1	2194	55,9
	3	3924	100	3320	84,6	3186	81,2	2258	57,5
	$\bar{x}$	3924	100	3280	83,6	3143	80,1	2244	57,2
	$\pm s_{\bar{x}}$	—	—	43,25	1,10	59,44	1,51	25,44	0,65
II (100 %)	4	3924	100	3296	84,0	3182	81,1	2228	56,8
	5	3924	100	3167	80,7	3053	77,8	2157	55,0
	6	3924	100	3214	81,9	3088	78,7	2192	55,9
	$\bar{x}$	3924	100	3226	82,2	3108	79,2	2192	55,9
	$\pm s_{\bar{x}}$	—	—	37,52	0,96	38,34	0,98	20,40	0,51
III (120 %)	7	3924	100	3339	85,1	3198	81,5	2267	57,8
	8	3924	100	3249	82,8	3143	80,1	2221	56,6
	9	3924	100	3304	84,2	3271	80,8	2380	56,8
	$\bar{x}$	3924	100	3297	84,0	3204	80,8	2289	57,1
	$\pm s_{\bar{x}}$	—	—	26,08	0,67	15,80	0,40	14,01	0,37

Tabelle 12

Energetischer Wert je 1 kg Mischfuttermittel der Rationen
(berechnet aus Verdauungsversuchen mit Schweinen bei 80 kg Lebendmasse)

Gruppe	Nummer des Tieres	Bruttoenergie kcal	Bruttoenergie %	verdauliche Energie kcal	verdauliche Energie %	umsetzbare Energie kcal	umsetzbare Energie %	Nettoenergie kcal	Nettoenergie %
I (80 %)	1	3932	100	3507	89,2	3374	85,8	2383	60,6
	2	3932	100	3476	88,4	3342	85,0	2368	60,2
	3	3932	100	3315	84,3	3177	80,8	2274	57,8
	$\bar{x}$	3932	100	3433	87,3	3298	83,9	2342	59,5
	$\pm s_{\bar{x}}$	—	—	59,24	1,51	62,67	1,54	33,95	0,87
II (100 %)	4	3932	100	3336	85,6	3248	82,6	2282	58,0
	5	3932	100	3356	85,4	3240	82,4	2294	58,3
	6	3932	100	3385	86,1	3250	82,7	2298	58,4
	$\bar{x}$	3932	100	3360	85,7	3247	82,6	2292	58,3
	$\pm s_{\bar{x}}$	—	—	11,26	0,21	3,52	0,25	4,72	0,14
III (120 %)	7	3932	100	3417	86,9	3287	83,6	2328	59,2
	8	3932	100	3378	85,9	3267	83,1	2305	58,6
	9	3932	100	3346	85,1	3240	82,4	2286	58,1
	$\bar{x}$	3932	100	3380	86,0	3265	83,0	2306	58,6
	$\pm s_{\bar{x}}$	—	—	64,63	0,51	13,56	0,34	12,09	0,31

Die Brutto- und die verdauliche Energie sind direkt am Kalorimeter bestimmt worden. Für die Ermittlung der Harnenergie wurde die folgende Formel von PALOTINES und Mitarbeiter (Anim. Sci. 23 (1964), S. 528–532) herangezogen:

$$J = 15{,}257\,x + 33{,}14$$

J = Kaloriengehalt des Harns (kcal pro Tag)

x = N in Gramm pro Tag

Die umsetzbare Energie wurde als Differenz zwischen verdaulicher Energie und Harnenergie berechnet.

Die Nettoenergie-Fett (kcal) ist auf Grund der folgenden Empfehlungen von K. NEHRING, R. SCHIEMANN und L. HOFFMANN bestimmt worden:

$$y = 2{,}59\,x_1 + 8{,}63\,x_2 + 1{,}50\,x_3 + 3{,}03\,x_4$$

($x_1 - x_4$ = verdauliche Nährstoffe)

Aus der Analyse der Daten (Tab. 11 u. 12) gehen einige individuelle Unterschiede hervor, die verschiedene Energieformen betreffen und sowohl durch Unterschiede im Tiermaterial als auch durch das Fütterungsniveau verursacht sind. Den Ergebnissen ist zu entnehmen, daß in allen Fällen der energetischen Bewertung bei allen Gruppen der Energieverbrauch pro kg Zunahme mit zunehmender Körpermasse ansteigt.

R. Schiemann, W. Jentsch
und Hildegard Wittenburg, Rostock

Zur Abhängigkeit der Verdaulichkeit der Energie und der Nährstoffe von der Höhe der Futteraufnahme und der Rationszusammensetzung bei Milchkühen[1]

Im Rahmen von Gesamtstoffwechselversuchen an Milchkühen zur Ermittlung der Nährstoffabhängigkeit der Energieverwertung für die Milchproduktion wurden parallel zu sämtlichen Milchviehversuchen Verdauungsversuche an Hammeln bei einem Ernährungsniveau zwischen 1 und 2 mit den gleichen Rationen durchgeführt. Insgesamt liegen Verdaulichkeitsvergleiche bei 24 Rationen mit unterschiedlichem Ernährungsniveau und 2 Vergleiche mit gleichem Ernährungsniveau bei beiden Tierarten vor. In allen Vergleichsversuchen wurde bei beiden Tierarten eine Reihe von pansenphysiologischen Kennwerten ermittelt. Die chemische und Futtermittelzusammensetzung der geprüften Rationen wies eine hohe Variation auf; für die Rohnährstoffe besteht folgende Variationsbreite in der Zusammensetzung der Rationen: Rohprotein 13 bis 27%; Rohfett 1 bis 12%; Rohfaser 15 bis 28%, NFE 45 bis 62%. Bei allen Vergleichen ergibt sich ein Rückgang in der Verdaulichkeit mit Erhöhung der Futtergabe, der pro Einheit des Ernährungsniveaus zwischen 0,9 und 5,1 Verdaulichkeitseinheiten (im Mittel: $3{,}0 \pm 1{,}1$) variiert. Bei Rationen mit einem Rohfasergehalt $> 19\%$ beträgt der Rückgang im Mittel $2{,}1\% \pm 1{,}0$ und bei Rationen mit einem Rohfasergehalt $< 19\%$ im Mittel $3{,}7\% \pm 0{,}6$. Parallel zum Verdaulichkeitsrückgang mit steigendem Ernährungsniveau verläuft ein Rückgang in den Energieausscheidungen bei Methan und Harn, der sich zu $1{,}1\% \pm 0{,}3$ bzw. $1{,}0\% \pm 0{,}3$ der verdaulichen Energie errechnet. Für die umsetzbare Energie ergibt sich daraus im Mittel ein relativer Rückgang pro Erhöhung des Ernährungsniveaus um 1 Einheit von $1{,}0\% \pm 0{,}9$; d. h., daß 2/3 des Energieverlustes, die durch den Rückgang in der Verdaulichkeit mit steigendem Ernährungsniveau verursacht sind, durch die Verminderung der Energieausscheidungen über Methan und Harn kompensiert werden. Dieser Rückgang in der umsetzbaren Energie wurde bei der Festlegung der Energienormen für Milchkühe im DDR-Futterbewertungssystem berücksichtigt. Bei der Festlegung von Rohproteinbedarfsnormen ist dem vollen Rückgang in der Verdaulichkeit von 3% bei Erhöhung des Ernährungsniveaus um eine Einheit Rechnung zu tragen. Pansenphysiologische Kenndaten untermauern die Verallgemeinerungsfähigkeit der erhaltenen Beziehungen über

[1] Kurzfassung des Vortrages mit den für die Arbeit der Arbeitsgemeinschaft gezogenen Schlußfolgerungen. Der vollständige Beitrag ist im „Archiv für Tierernährung" 21 (1971), S. 233–240 veröffentlicht.

die Abhängigkeit der Verdaulichkeit der Energie und der Nährstoffe von der Höhe der Futteraufnahme und der Rationszusammensetzung.
Auf Grund der dargelegten Ergebnisse empfehlen wir der Arbeitsgemeinschaft, zum Problem der Abhängigkeit der Verdaulichkeit von der Höhe der Futtergabe, das vordringlich für Milchkühe mit hohen Leistungen anstand, keine weiteren gemeinsamen Arbeiten in den Arbeitsplan der Arbeitsgemeinschaft aufzunehmen. Das vorgelegte Material bietet eine ausreichende Grundlage, den Einfluß der Höhe der Futtergabe auf die Verdaulichkeit bei der Festlegung der Energienormen für die Milchproduktion zu berücksichtigen. Diese Empfehlung gilt nicht für Rationen, deren physikalische Struktur z. B. durch Mahlen, Pelletieren usw. wesentlich verändert ist. Hierzu sind tierartspezifisch weitere Forschungsarbeiten zur Klärung der kausalen Zusammenhänge zwischen Rationsstruktur und Verdaulichkeit unter Einbeziehung der Höhe der Futtergabe als weitere Variationsursache erforderlich.

A. P. Dmitročenko, Leningrad

Wechselwirkungen der Futtermittel innerhalb von Rationen auf die Verdaulichkeit der Nährstoffe

Da der energetische Futterwert der Futtermittel und Rationen auf Grund ihres Gehalts an verdaulichen Nährstoffen und Energie ermittelt wird, ist deren möglichst genaue Bestimmung von großer Bedeutung.

In der Praxis der Nährwertbestimmung hat sich das Verfahren, die verdaulichen Nährstoffe der einzelnen Futtermittel proportional zu ihrem Gehalt in der Ration zu summieren, weitgehend eingebürgert. Dieses Verfahren beruht auf der Annahme, daß die Verdaulichkeit der in den einzelnen Futtermitteln enthaltenen Nährstoffe unabhängig von ihrer Menge und Kombination konstant bleibt. Die experimentelle Überprüfung dieser Annahme zeigt jedoch ihre Unhaltbarkeit. So untersuchten beispielsweise Blaxter und Wainman (1964) an Schafen und Jungbullen die Verdaulichkeit der Energie und des Proteins bei unterschiedlichen Heu- und Maisproportionen (in %) : 100 und 0; 80 und 20; 60 und 40; 40 und 60; 20 und 80; 5 und 95; 0 und 100.

Diese Untersuchung ermöglichte den Vergleich der errechneten Verdaulichkeit gemischter Rationen mit der in den Versuchen festgestellten tatsächlichen Verdaulichkeit (s. Tab. 1 u. 2).

Aus Tabelle 2 ist zu ersehen, daß die für die Verdaulichkeit der Energie errechneten Koeffizienten in Einzelfällen von den direkt bestimmten bedeutend abwichen, wobei diese Differenz nicht nur von der Proportion der Futtermittel, sondern auch vom Fütterungsniveau abhing. Eine ähnliche Wechselwirkung der Futtermittel auf die Verdauungskoeffizienten der Rationen wurde kürzlich in Versuchen von Asplund und Harris (1968) festgestellt. In diesen Versuchen ging es um die Verdaulichkeit von Luzerneheu, melassierten Rübenschnitzeln und eines Gemisches aus gleichen Mengen dieser beiden Komponenten bei unterschiedlichem Energieniveau, und zwar 75, 100 und 125% des Erhaltungsniveaus. Hierbei war ebenfalls die Verdaulichkeit des Rohfettes, der Rohfaser und der NFE im Gemisch bei der direkten Bestimmung höher als bei der auf Grund der direkten Bestimmung einzeln in Luzerne und in melassierten Rübenschnitzeln errechneten.

Bedeutend früher hatte D. V. Novosel'cev (1938) in Versuchen an Schafen die Verdaulichkeit der Nährstoffe und der Energie der Rationen sowie der einzelnen Futtermittel und die Stickstoff- und Kohlenstoffbilanzen verglichen. Im ersten Versuch wurden 1400 g Heu als Fütterungsniveau 100%, im zweiten Versuch 1400 g Heu und 300 g Gerstenmehl als Fütterungsniveau 150%, im dritten Versuch 1200 g Heu und 600 g Gärfutter als Fütterungs-

Tabelle 1

Verdaulichkeit der Energie und des Proteins in Schaf- und Rinderrationen (nach K. Blaxter und F. Wainman, 1964)

Ration		Energie (kcal 100 kcal)				Protein (g/100 g)			
Heu	Mais	niedriges Fütterungsniveau		hohes Fütterungsniveau		niedriges Fütterungsniveau		hohes Fütterungsniveau	
		Schafe	Jungbullen	Schafe	Jungbullen	Schafe	Jungbullen	Schafe	Jungbullen
100	0	61,1	64,8	58,9	60,2	52,7	55,0	52,2	50,4
80	20	69,3	69,6	62,7	66,9	57,7	57,0	55,9	53,4
60	40	75,1	75,8	71,0	71,1	61,1	63,9	58,5	54,5
40	60	75,9	77,8	73,8	74,0	60,6	65,6	58,2	58,6
20	80	85,5	83,4	81,5	79,4	70,4	65,9	66,1	64,2
5	95	—	87,6	—	85,9	—	76,5	—	71,3
0	100	95,0	—	89,9	—	89,9	—	78,2	—
Standardabweichung ($\bar{x}$) je Ration		±1,9	±1,8	±1,9	±1,8	±3,5	±3,7	±3,5	±3,7

Tabelle 2

Gemessene und berechnete Verdaulichkeit der Energie bei Schafen (nach K. BLAXTER und F. WAINMAN, 1964)

Ration		niedriges Fütterungsniveau		hohes Fütterungsniveau	
Heu	Mais	gemessene Verdaulichkeit	berechnete Verdaulichkeit	gemessene Verdaulichkeit	berechnete Verdaulichkeit
100	0	61,1	—	58,9	—
80	20	69,3	67,9	62,7	65,10
60	40	75,1	74,6	71,0	71,30
40	60	75,9	81,4	73,8	77,50
20	80	85,5	88,2	81,5	83,70
0	100	95,0	—	89,9	—

niveau 100%, im vierten Versuch 1200g Heu, 600g Gärfutter und 300g Gerstenmehl als Fütterungsniveau 150% und im fünften Versuch 4kg Gärfutter als Fütterungsniveau 100% bezeichnet.

Die im Durchschnitt für 3 Hammel direkt bestimmten Verdauungskoeffizienten der Rationen sind in der Tabelle 3 aufgeführt.

Tabelle 3

Verdauungskoeffizienten der Rationen (im Durchschnitt von 3 Hammeln) (D. V. NOVOSEL'CEV, 1938)

	Rationen (in g pro Tag)				
Heu	1400	1200	1400	1200	—
Gärfutter	—	600	—	600	4000
Gerstenmehl	—	—	300	300	—
Periode	I	III	II	IV	V
Fütterungsniveau	100	100	150	150	100
Energie	Verdauungskoeffizienten				
gemessen	50,95	48,29	56,07	59,96	59,29
berechnet	—	52,55	—	57,67	—
Rohprotein					
gemessen	47,93	44,89	52,81	57,46	57,94
berechnet	—	49,77	—	54,65	—
Rohfaser					
gemessen	48,83	48,28	43,65	47,60	53,06
berechnet	—	49,81	—	44,63	—
Rohfett					
gemessen	43,77	42,93	46,37	59,34	61,70
berechnet	—	46,77	—	49,37	—
NFE					
gemessen	60,86	59,06	69,53	64,65	72,46
berechnet	—	63,03	—	71,70	—

Diese Tabelle bringt auch die Verdauungskoeffizienten für Energie, Rohprotein, Rohfaser, Rohfett und NFE, die für die dritte und vierte Periode auf Grund der in der ersten, zweiten und fünften Periode gefundenen Koeffizienten errechnet worden waren. Hierbei erfolgte die Berechnung der Verdauungskoeffizienten für Gerstenmehl nach der Differenzmethode. Ein Vergleich der im Versuch gefundenen Koeffizienten mit dem errechneten zeigt erstens deren Divergenz, die 10 Verdaulichkeitseinheiten für Rohfett im vierten Versuch erreicht, und bestätigt zweitens die obenerwähnten Einwände gegen die rechnerische Bestimmung der Verdauungskoeffizienten durch Summenbildung.

In der letzten Arbeit werden die gemeinsamen Einflüsse der Futtermittel auf die Verdaulichkeit der Nährstoffe der Ration im vierten Versuch klar gezeigt. Die Kombination von Heu, Gärfutter und Gerstenmehl in der Ration führte zu einer beträchtlich höheren Verdaulichkeit der Energie, des Proteins, der Rohfaser und des Fettes, wahrscheinlich als Folge der Ergänzung der Heu-Gärfutter-Ration durch die leichtfermentierbaren Kohlenhydrate des Gerstenmehls, was sich in erster Linie auf die Prozesse der Pansenverdauung auswirken mußte, die in verschiedenen Versuchen, insbesondere von M. CHALMERS (1963), nachgewiesen wurden.

Somit geht es nicht um die Untersuchung der Nährstoffverdaulichkeit der einzelnen Futtermittel, sondern um deren Kombinationen in den Rationen, was durch die folgenden Hinweise auf unsere Versuche und die anderer Forschungskollektive bestätigt wird.

V. M. KRYLOV bearbeitete und wertete 59 Bilanzversuche an Milchkühen aus, um den Einfluß der verschiedenen Faktoren auf die Proteinverdaulichkeit der Rationen zu untersuchen. Die Verdauungskoeffizienten des Proteins schwankten zwischen 52,2 und 81,1 Verdauungseinheiten (VE). In diesen Versuchen war die Verdaulichkeit des Proteins von dem Proteingehalt der Trockensubstanz direkt abhängig. Der Korrelationskoeffizient zwischen dem Gehalt der Trockensubstanz an Rohprotein und der Verdaulichkeit des Proteins betrug $0{,}77 \pm 0{,}053$ bei $P < 0{,}01$. In der gefundenen linearen Regressionsgleichung ergibt sich folgende Abhängigkeit: $Y = 47{,}3 + 1{,}15x$, wobei Y der Verdauungskoeffizient des Rohproteins, x die Rohproteinkonzentration in der Trockensubstanz der Ration (in %) war.

Noch früher hat A. P. DMITROČENKO (1959) anhand der von V. M. KRYLOV nicht ausgewerteten Materialien und auf der Grundlage der von Mitarbeitern und Aspiranten angestellten Versuche eine ähnliche Korrelation unabhängig von der Zusammensetzung der Rationen nachgewiesen. V. M. KRYLOV prüfte die Verdaulichkeit des Rohproteins in ihrer Abhängigkeit gleichzeitig vom Fütterungsniveau und dem Proteingehalt der Rationen. Zur Kennzeichnung des Fütterungsniveaus wurde das in der Arbeitspraxis des Lehrstuhls für Fütterung landwirtschaftlicher Nutztiere des Leningrader Landwirtschaftlichen Instituts angewandte Kriterium gewählt.

Das Ernährungsniveau wird in Kilogramm Trockensubstanz oder in Megakalorien umsetzbarer Energie je 1000 kg Lebendmasse der Kühe ausgedrückt.

Für die Varianzanalyse wurden die Beobachtungswerte nach der Rohproteinkonzentration in der Trockensubstanz der Ration in Gruppen bis 18% und über 18% eingeteilt. Die Zunahme des Fütterungsniveaus von 2,5 auf 3,5 kg Trockensubstanz führte in der Gruppe bis 18% zur Erhöhung des Verdauungskoeffizienten für Protein um 4,32 VE, während bei einer Rohproteinkonzentration über 18% ein Anstieg um 2,25 VE zu verzeichnen war. Der Einfluß der genannten Faktoren auf die Proteinverdaulichkeit war signifikant mit $P < 0,05$ für das Fütterungsniveau und mit $P < 0,01$ für die Proteinversorgung. Diese Ergebnisse wurden bei Verfütterung von Rationen mit verschiedenen Futterkomponenten gewonnen, die einen relativ hohen Anteil an Wurzelfrüchten und einen mäßigen an Kraftfutter besaßen.

In unseren Arbeiten untersuchten wir den Einfluß, den der Gehalt der Rationen an löslichen Proteinfraktionen auf die Nährstoffverdaulichkeit im allgemeinen und die Proteinverdaulichkeit im besonderen ausübt. Als Beispiel für diese Arbeiten mag die Untersuchung von N. I. Zajceva an Hammeln dienen. Die Tiere erhielten 600 g Wiesenheu, Kochsalz, Kartoffeln oder Zuckerrüben und Sonnenblumenextraktionsschrote, die sich in ihrem Gehalt an löslichen Proteinfraktionen unterschieden. Eines dieser Schrote enthielt 73% lösliche Fraktionen und 27% eines nichtlöslichen Restes, während das zweite, aus dem ersten durch intensive Behandlung mit feuchter Wärme gewonnene Schrot 38% lösliche Fraktionen und 62% eines nichtlöslichen Rest esbesaß. Da die Extraktionsschrote die wichtigsten Proteinquellen bildeten, bestimmten ihre Gehalte an löslichen Fraktionen die physikalisch-chemische Beschaffenheit des Proteins in der Ration. Wenn man die Ergebnisse nach Schroten zusammenfaßt, ist zu ersehen, daß die Proteinverdaulichkeit beim 73%igen Extraktionsschrot 66,4 VE und beim 38%igen 63,8 VE betrug. Die Rohfaserverdaulichkeit belief sich entsprechend auf 51,5 und 49,3 VE, die Verdaulichkeit der NFE auf 81,9 und 79,4 VE.

Neben den Extraktionsschroten wirkten sich auch die Kohlenhydratquellen auf die Verdaulichkeit aus, was der Tabelle 4 zu entnehmen ist.

V. M. Krylov wertete die obengenannten Ergebnisse auch in bezug auf den Gehalt an wasser- und salzlöslichen Fraktionen in den Rationen der Kühe aus. Als Ergebnis der Auswertung erwies es sich, daß bei einer Proteinzufuhr bis 18% der Trockensubstanz, bei Vorhandensein der Fraktionen, eine direkte, signifikante Wirkung vorlag, während bei einer Proteinzufuhr über 18% die Zunahme der löslichen Fraktionen umgekehrt wirkte. So führte bei einem Proteinangebot bis 18% die Wirkung der Zunahme des Anteils der Fraktionen von 35 auf 50% zu einer Erhöhung der Verdauungskoeffizienten um 6,8 Verdauungseinheiten, während bei einem Proteinangebot über 18% der ansteigende Gehalt an löslichen Fraktionen eine Senkung der Verdauungskoeffizienten um 2,5 Verdauungseinheiten zur Folge hatte. Die untersuchte Abhängigkeit war mit $P < 0,01$ signifikant.

Die Beziehungen zwischen der Verdaulichkeit des Rohproteins und der Zufuhr leichtfermentierbarer Kohlenhydratfraktionen zeigte, daß letztere in opti-

Tabelle 4

Verdaulichkeit der Nährstoffe in Versuchen an Hammeln
(N. I. ZAJCEVA und E. F. BESSONOV, 1962)

	Gruppen							
	73 K *	73 Z **	38 K ***	38 Z ****	HR + Sonnenblumenextraktionsschrot	HR + Erbsen	HR + Bohnen	HR + Harnstoff
Futtermenge in g Trockensubstanz	801,47	823,45	805,02	806,84	1051,9	1028,7	1010,9	1009
Verdauliche Nährstoffe (g je Tier täglich)								
Rohprotein	85,81	80,89	80,65	71,37	124,8	121,1	117,4	114,5
Rohfaser	85,69	87,44	82,92	84,61	105,8	100,8	109,5	83,5
NFE	343,61	386,77	341,17	365,76	484,6	513,1	495,3	550,0
Verdauungskoeffizienten:								
Rohprotein	66,59	66,34	62,69	65,04	73,5	73,3	71,7	73,6
Rohfaser	52,01	50,95	48,05	50,55	53,1	56,1	59,3	51,5
NFE	83,48	80,39	77,99	80,74	77,6	81,6	81,3	81,0
Zusammensetzung der Rationen in % der Trockensubstanz								
Rauhfutter	53,31	46,98	53,13	42,35	37,1	31,6	25,8	36,7
Saftfutter	28,17	36,59	28,05	41,89	28,9	30,8	28,4	28,8
Kraftfutter	18,52	16,43	18,82	15,76	34,0	37,6	45,8	34,5

* Neben der Hauptration wurden Sonnenblumenextraktionsschrot, das 73% lösliche Proteinfraktionen enthielt, und Kartoffeln verfüttert.
** Hauptration + Sonnenblumenextraktionsschrot, das 73% lösliche Proteinfraktionen enthielt, und Zuckerrüben
*** Hauptration + Sonnenblumenextraktionsschrot, das 38% lösliche Proteinfraktionen enthielt, und Kartoffeln
**** Hauptration + Sonnenblumenextraktionsschrot, das 38% lösliche Proteinfraktionen enthielt, und Zuckerrüben

Tabelle 4a

Verdaulichkeit der Nährstoffe in Versuchen an Schweinen

	Ergebnisse der Versuche mit Phosphatiden (G. M. Mironjuk, 1962)								Versuchsergebnisse auf Grund der RGW-Methodik (N. I. Zajceva, Z. M. Moroz u. a., 1969)		
	Kontrollgruppen				Versuchsgruppen				I – 120%	II – 100%	III – 80%
	I	II	III	IV	I	II	III	IV			
Futtermenge in g Trockensubstanz	1700	1810	1951	2155	1622	1762	1906	2192	2350	2240	1820
Fütterungsniveau verdauliche Nährstoffe (g/Tier)											
Energie (kcal)	5574	5716	6370	7018	5612	5999	6632	7356	8874	8164	6770
Rohprotein	234	242	218	261	223	242	206	269	426	391	319
Rohfett	20,55	19,99	24,43	21,75	45,14	53,54	76,51	26,46	84	80	72
Rohfaser	35,56	29,26	33,58	38,70	39,98	34,88	36,75	61,02	44	36	28
NFE	950	982	1168	1261	912	968	1118	1297	1249	1179	987
Verdauungskoeffizienten:											
Rohprotein	75,82	73,4	69,93	70,13	77,76	76,55	71,67	71,61	80,57	79,51	82,88
Rohfett	39,67	36,16	36,80	32,90	62,49	59,90	62,63	39,70	80,83	71,50	73,50
Rohfaser	27,16	20,40	21,14	20,62	33,68	25,73	24,99	31,92	21,98	22,38	27,22
NFE	85,59	84,29	86,42	85,48	88,38	87,16	87,32	87,04	87,65	87,01	88,15
Verdauliche Energie je 1 kg Trockensubstanz	3279	3175	3264	3256	3459	3404	3479	3355	3776	3646	3720
Zusammensetzung der Ration in % der Trockensubstanz											
Rauhfutter	7,4	8,5	8,6	11,0	6,9	8,1	8,8	11,0	–	–	–
Saftfutter	24,6	22,7	31,4	26,7	24,0	22,5	32,1	28,0	–	–	–
Kraftfutter	68,0	68,8	60,0	62,3	69,1	69,4	59,0	61,0	100	100	100

maler Menge zur Verfügung stehen müssen. Die in den Arbeiten des Lehrstuhls begründete optimale Menge wurde von E. F. Bessonov beschrieben. Es wird die gleiche bis doppelte Menge der zugeführten fermentierbaren Stickstoffverbindungen empfohlen.

E. F. Bessonov untersuchte die Verdaulichkeit gleicher Grundrationen, die durch unterschiedliche Proteinzusätze – Sonnenblumenextraktionsschrot, Erbsen, Bohnen und Harnstoff mit Gerste – ergänzt worden waren. Bei geringer Differenz zwischen den Verdauungskoeffizienten für Protein unterschieden sich die Rationen merklich in der Verdaulichkeit der Rohfaser und der N-freien Extraktstoffe (s. Tab. 4).

I. A. Mirosnik (1970) untersuchte in Versuchen an trächtigen und laktierenden Schafen die Verdaulichkeit bei verschiedenen Stärke- und Zuckeranteilen der Ration.

Tabelle 5

Verdaulichkeit der Nährstoffe der Rationen bei Mutterschafen (I. A. Mirosnik, 1970)

	Trächtigkeitsperiode (letzter Monat)				Laktationsperiode (III. Dekade)			
	Gruppen*							
	I	II	III	IV	I	II	III	IV
Verdauungskoeffizienten:								
Trockensubstanz	63,7	66,5	61,3	58,4	66,6	69,7	66,4	61,6
Organische Substanz	65,9	68,5	63,5	60,7	68,6	71,6	68,8	64,3
Rohprotein	58,9	64,6	58,6	56,6	61,0	63,5	59,9	57,5
Rohfett	59,5	63,7	61,4	58,3	62,1	68,2	70,1	59,1
Rohfaser	48,2	50,7	41,7	43,4	53,4	54,7	41,9	44,7
NFE	74,8	76,7	74,4	70,8	77,1	80,8	82,2	75,8

* I. Gruppe – viel Stärke, wenig Zucker
II. Gruppe – mäßige Stärke- und Zuckermengen
III. Gruppe – wenig Stärke, viel Zucker
IV. Gruppe – wenig Kohlenhydrate

Die höchsten Verdauungskoeffizienten aller Nährstoffe wurden dann beobachtet, wenn bei gleicher Gesamtsumme der leichtverdaulichen Kohlenhydrate Stärke und Zucker in mäßigen Mengen enthalten waren im Vergleich zu den Rationen, in denen Stärke oder Zucker entweder überwogen oder in geringer Menge zur Verfügung standen.

Aus den Arbeiten von D. Armstrong und D. Beever (1969) ist bekannt, daß unter den leichtfermentierbaren Kohlenhydraten die Stärke auch in der

Beziehung interessant ist, weil etwa $^1/_4 \ldots ^1/_3$ der Stärke im Dünndarm und in den unteren Abschnitten des Darmes der Wiederkäuer verdaut wird.
Nach J. Axelsson (1940) bestehen zwischen der Verdaulichkeit aller Bestandteile der organischen Substanz und dem Rohfasergehalt reziproke Beziehungen. Die Rohfaserwirkung auf die Verdaulichkeit des Rohproteins kommt in der linearen Regressionsgleichung $y = 81{,}2 - 0{,}63x$ zum Ausdruck, wobei y der Verdauungskoeffizient für Rohprotein ist und x den Rohfasergehalt der Trockensubstanz in der Ration (in %) darstellt.
Bei der Fütterung ausgewachsener Wiederkäuer ist ein optimales Rohfaserangebot erforderlich, das in den Untersuchungen sowjetischer Spezialisten zwischen 18 und 28% schwankt.
In den von Z. M. Moroz an Jungbullen mit Pansenfistel angestellten Versuchen wurden für die Nährstoffe Verdauungskoeffizienten ermittelt, die aus der Tabelle 6 zu ersehen sind.
Aus ihnen geht hervor, daß bei Rationen aus gleichen Futtermitteln, die sich jedoch in der chemischen Zusammensetzung unterscheiden (siehe die Periode II und IV), gewisse Schwankungen in der Verdaulichkeit möglich sind, die sowohl individuell bedingt sein als auch mit der Veränderung des Funktionszustandes der Tiere zusammenhängen können.
In Versuchen an Milchkühen untersuchte N. N. Kulibaba (1970) auf Grund von Rationen ähnlicher Zusammensetzung die Verdaulichkeit bei Anreicherung der Rationen mit Vitamin A in Gruppe I und Vitamin D in Gruppe II sowie ohne Zusatz in Gruppe IV. Die Verdauungskoeffizienten für Protein und Rohfaser waren in der ersten Gruppe am höchsten und kamen in der zweiten Gruppe denen der ersten nahe. Die Verdauungskoeffizienten für die NFE waren praktisch in beiden Gruppen gleich. In der Kontrollgruppe wiesen die Verdauungskoeffizienten für alle Nährstoffe die niedrigsten Werte auf, die direkt im Versuch ermittelten Verdauungskoeffizienten für Energie sanken vom höchsten Wert in der ersten Gruppe bis zum niedrigsten in der Kontrolle.
In den Versuchen unseres Lehrstuhls wurde der Einfluß der Höhe der mit den Futtermitteln zugeführten Asche unter Berücksichtigung der Zufuhr an einzelnen Makro- und Spurenelementen mehrmals untersucht. In dieser Richtung liegen gründliche physiologische Untersuchungen von N. I. Leporskij vor. Es wurde nachgewiesen, daß die Salzfraktion des Panseninhaltes die Sekretion der Verdauungsdrüsen bedeutend stärker anregt als die Eiweißfraktion und daß die Salzfraktion eine optimale Konzentration besitzen muß.
Mit dieser Frage befaßten sich auch T. B. Lebedeva u. a. (1968), V. N. Konjuchov (1968), I. E. Pogorelova und M. T. Moroz (1970). Als Beispiel verweisen wir auf den letzten Versuch, der an 21 laktierenden Kühen im Zeitraum von 131 Tagen stattfand. In dem Versuch wurden an drei Gruppen Rationen aus den gleichen Futtermitteln, wie Heu, Gärfutter, Gerste, Sonnenblumenextraktionsschrot, Kartoffeln und eine kleine Menge Biertreber, eingesetzt. Die Kühe der ersten Gruppe erhielten während der ganzen Zeit

Tabelle 6

Verdauungskoeffizienten der Nährstoffe in Versuchen an Jungbullen mit Pansenfistel (Z. M. Moroz, 1967)

Perioden und Namen der Jungbullen	Prozentualer Gehalt in den Rationen				Verdauungskoeffizienten					Ration
	Fütterungsniveau (kg)	Rohprotein	Rohfaser	Rohasche	Trockensubstanz	organische Substanz	Rohprotein	Rohfaser	NFE + Rohfett	
I Almaz	2,764	18,77	24,94	8,94	—	—	—	—	—	Gras
Adenit	3,007	18,76	24,93	8,95	—	—	—	—	—	
II Almaz	2,764	19,52	25,79	6,05	65,32	65,85	78,16	66,01	61,79	Heu + Extr.-Schrot
Adenit	2,716	20,16	27,33	6,22	64,31	66,12	76,54	62,68	63,73	
III Almaz	2,444	14,19	30,73	6,0	66,8	68,46	76,15	57,78	67,44	Stroh + Extr.-Schrot + Kleie
Adenit	2,472	14,32	31,29	6,06	68,92	69,09	74,42	54,99	63,82	
IV Almaz	2,435	17,02	30,36	5,74	63,99	64,88	75,44	78,91	50,92	Heu + Extr.-Schrot
Adenit	2,497	17,04	30,95	5,41	66,28	66,54	74,44	68,67	62,23	
V Almaz	1,850	16,25	20,25	5,23						Heu + Extr.-Schrot
Adenit	1,845	17,27	31,27	4,84						
VI Almaz	1,737	15,24	20,77	5,15	71,80	73,84	70,97	66,76	76,89	Heu + Wurzelfrüchte + Harnstoff
Adenit	1,831	14,76	20,53	5,18	68,63	70,93	69,18	56,24	76,09	

eine Ration mit etwa 5% Reinasche, die Kühe der zweiten Gruppe in der Hauptperiode eine Ration mit 9,5% Reinasche (in der II. und III. Gruppe bis zur entsprechenden Höhe durch mineralische Beifütterung).

Tabelle 7

Verdaulichkeit der Nährstoffe
(Versuch von I. E. POGORELOVA und M. T. MOROZ, 1970)

	Kuhgruppen		
	I	II	III
Verdauungskoeffizienten:			
Organische Stoffe	62,33	64,36	59,37
Rohprotein	54,61	55,01	49,31
Rohfaser	43,33	46,88	37,56
NFE + Rohfett	69,89	71,91	68,08

Auf Grund der Ergebnisse darf man behaupten, daß der Ascheanteil auf die Verdaulichkeit der organischen Nährstoffe und auf die Aufrechterhaltung der Milcherträge sowie auf die Höhe der Wärmeverluste einen Einfluß ausübt. Letztere wurden anhand des direkt bestimmten Bruttoenergiegehalts der Rationen und der Verdauungskoeffizienten der Nährstoffe errechnet.
I. E. POGORELOVA und A. P. TICHOMIROVA (1967) untersuchten den Einfluß, den mineralische Beifütterungen und Baumwollextraktionsschrot ausüben. Das Schrot wurde unter Anwendung verschiedener Technologien gewonnen, und zwar in der ersten und dritten Gruppe nach der herkömmlichen Technologie unter starker Erhitzung der Schrote zur Überführung des freien Gossypols in gebundenes und in der zweiten und vierten Gruppe nach einer neuen Technologie mit Gossypolextraktion und ohne starkes Durchwärmen des Schrotes.
Die dritte und vierte Gruppe erhielten mineralische Beifütterungen, während es in der ersten und zweiten Gruppe keine mineralische Beifütterung gab.
Die Technologie der Schrotbehandlung und auch die mineralische Beifütterung bei der neuen Technologie wirkten sich merklich auf die Verdaulichkeit des Proteins, der Rohfaser und der Energie aus (s. Tab. 7).
In Versuchen an Läufern bestimmte G. M. MIRONJUK die Verdauungskoeffizienten von Rationen gleicher Zusammensetzung, denen Rohphosphatide (Abfallprodukte der Pflanzenölraffination) zugesetzt worden waren. Wie aus der Tabelle 4a zu ersehen ist, führte ein solcher Zusatz zu einer merklichen Erhöhung der Verdaulichkeit des Proteins und der NFE-Stoffe und zu einer bedeutend erhöhten Verdaulichkeit des Rohfettes und der Rohfaser.
In den Versuchen von N. I. ZAJCEVA u. a. an Schweinen zur Untersuchung der Verdaulichkeit der gleichen, jedoch in drei unterschiedlichen Mengen verfütterten Ration veränderten sich die Verdauungskoeffizienten für Protein, Rohfaser und NFE umgekehrt proportional zur Höhe der energetischen Fütterung (Tab. 4a), während der Verdauungskoeffizient für Fett beim Fütterungsniveau 120% der Norm am höchsten war.

Tabelle 8

Verdaulichkeit der Nährstoffe bei Milchkühen

	Ergebnisse der Versuche von I. E. Pogorelova, A. P. Tichomirova mit Baumwollextraktionsschrot				Ergebnisse der Versuche von N. N. Kulibaba		
	Extraktionsschrot. Herkömmliche Technologie I	Extraktionsschrot. Neue Technologie II	Extraktionsschrot. Herkömmliche Technologie + mineralisches Beifutter III	Extraktionsschrot. Neue Technologie + mineralisches Beifutter	I mit Vitamin A	II mit Vitamin D	Kontrolle
Futtereinnahme in g							
Trockensubstanz	14,68	14,43	14,21	14,60	12,23	12,40	11,92
Verdauliche Nährstoffe und Energie:							
Energie kcal	31620	29570	27700	30700	37417	37619	33094
Rohprotein g	1290	1340	1120	1380	1062	1029	909
Rohfaser g	2020	2090	2040	2060	1919	1836	1691
NFE g	5010	4810	4440	4960	4042	4212	3667
Verdauungskoeffizienten:							
Rohprotein	59,7	61,23	55,93	62,79	61,99	58,41	54,69
Rohfaser	54,11	56,80	54,20	57,11	60,79	58,44	54,16
NFE	62,33	62,07	57,42	62,11	62,45	62,85	47,47
Energie	58,01	58,45	54,55	58,94	61,94	60,94	56,09
Energiegehalt in 1 kg Tr.-Substanz:							
umsetzbare Energie	2060	2040	1940	2090	—	—	—
verdauliche Energie	—	—	—	—	3058	3034	2777
Zusammensetzung der Rationen in % der Trockensubstanz							
Rauhfutter	33,50	36,06	36,39	34,39	41,1	45,5	47,3
Saftfutter	42,72	41,15	43,34	41,84	31,8	33,6	32,1
Kraftfutter	23,78	22,89	20,27	23,53	22,1	20,9	20,6

Aus den Ergebnissen geht hervor, daß es notwendig ist, die Verdaulichkeit der Nährstoffe zu untersuchen und daß die chemische Charakteristik der Zusammensetzung des organischen Teils nach dem Weender Analysenverfahren unzureichend ist. Der physikalisch-chemische Charakter des Proteins und der Gehalt an leichtverdaulichen Kohlenhydraten und an Reinasche müssen berücksichtigt werden.
Man darf annehmen, daß die weitgehende Auswertung der in der Literatur vorhandenen Daten sowie die weitere Gewinnung eigener Versuchsergebnisse es gestatten wird, für die verschiedenen Tierarten multiple Regressionsgleichungen zusammenzustellen, auf deren Grundlage, unter Berücksichtigung der genauen chemischen Zusammensetzung und des Fütterungsniveaus der Tiere, eine Voraussage über die Verdaulichkeit der in den Rationen enthaltenen Nährstoffe möglich sein wird.

Literatur

Armstrong, D. G.; Beever, D. E.: Post-abomasal digestion of carbohydrate in the adult ruminant. Proc. of nutrit. Soc. 28 (1969), Nr. 1

Asplund, J. M.; and Harris, Z. E.: Associative effects and digestibility coefficients in simplified rations. J. Animal. Sci. 27 (1968), S. 1109

Axelsson, J.: Bedeutung und Wert der Rohfaser für das Futter des Rindes. Biedermanns Zbl. I., Abt. B. Tierernährung, 1940

Bessonov, E. F.: Einfluß der Zusammensetzung der Rationen auf die Effektivität der Futterstickstoffverwertung durch Wiederkäuer (Vlijanie sostava racionov na ėffektivnost' ispol' zovanija azota korma žvačnymi životnymi). Leningrad, Diss. z. Erlangung d. wiss. Grades eines Kandidaten der Landwirtschaftswiss., 1965

Blaxter, K. L.; Wainman, F. W.: The utilization of the energy of different rations by sheep and cattle for maintenance and for fattening. J. agric. Sci., ref. in: Sel'skochoz. nauka. N T–4, 63 (1964), S. 1

Chalmers, M. J.: The significance of the digestion of protein within the rumen on the nutrition of the animal. Progress in Nutrit. and applied Sci., Oliver & Boyol Edinburgh, 1963, S. 91–104

Dmitročenko, A. P.: Einige Probleme der vollwertigen Fütterung landwirtschaftlicher Nutztiere (Nekotorye problemy polnocennogo kormlenija s/ch životnych). Sammelband, H. XIX, 1959, Leningrad

Dmitročenko, A. P.; Zajceva, N. I.; Moroz, Z. M. u. a.: Bericht über Versuche an Schweinen nach der Methodik der Arbeitsgruppe des RGW zum Thema: „Beurteilung des Futterwertes der Rationen und Futtermittel sowie der Methoden der Futterwertmessung“ (Otčet ob opytach na svin'jach po metodike rabočej gruppy SĖV po teme: „Ocenka pitatel'nosti racionov i kormov i metody ee izmerenija“). 1970, Leningrader landwirtsch. Inst.

Konjuchov, V. N.: Bilanzierung des mineralischen Nährwerts der Winterrationen bei Kühen in bezug auf den Gehalt an Reinasche (Balansirovanije mineral'noj pitatel'nosti zimnich racionov u korov po soderžaniju v nich čistoj zoly). Fütterung landwirtschaftlicher Nutztiere (Kormlenije s/ch životnych), Sammelband 8, 1968

Krylov, V. M.: Einfluß der Fütterungsbedingungen auf die Höhe der Milchleistung und Proteinverwertung durch Kühe (Vlijanie uslovij kormlenija na uroven' moločnoj produktivnosti i ispol'zovanie proteina korovami). Leningrad, Diss. z. Erlangung d. wiss. Grades eines Doktors d. Landwirtschaftswiss., 1967

KULIBABA, N. N.: Einfluß der Vitamin-A- und Vitamin-D-Ernährung der Futtermittelenergie der Milchkühe auf die Verwertung, die Leistung und den physiologischen Zustand (Vlijanie A i D-vitaminnogo pitanija moločnych korov na ispol'zovanie ėnergii kormov, produktivnost' i fiziologičeskoe sostojanie). Diss. z. Erlangung d. wiss. Grades eines Kandidaten d. Landwirtschaftswiss., 1970

LEBEDEVA, T. B. u. a.: Auswahl des mineralischen Beifutters für Schweine, die Rationen mit Lebensmittelabfällen erhielten (Vybor mineral'noj podkormki dlja svinej, polčavšich raciony s piščevymi otchodami). Fütterung landwirtschaftlicher Nutztiere (Kormlenie s/ch životnych), Sammelband 8, 1968

MIRONJUK, G. M.: Effektivität der Beifütterung von Jungschweinen mit Sonnenblumenrohphosphatiden in Abhängigkeit von der Proteinqualität der Rationen und der Dosierung der Phosphatide (Ėffektivnost' podkormki molodnjaka svinej syrymi podsolnečnikovymi fosfatidami v zavisimosti ot kačestva proteina v racione i dazirovki fosfatidov). Leningrad, Diss. z. Erlangung d. wiss. Grades eines Kandidaten d. Landwirtschaftswiss. 1964

MIROSNIK, I. A.: Leistung und Stoffwechsel der Schafe bei unterschiedlicher Höhe und unterschiedlichem Zucker- und Stärkeverhältnis in den Rationen (Produktivnost' i obmen veščestv u ovec pri rasnom urovne i sootnošenii sachara i krachmala. v racionach). Char'kov. Autorreferat einer Diss., 1970

MOROZ, Z. M.: Nährstoffverwertung und Pansenprozesse bei Kühen und Bullenkälbern bei der Verfütterung von Sonnenblumenextraktionsschroten als Proteinquelle der Rationen (Ispol'zovanie pitatel'nych veščestv i prozeccy v rubce u korov i byčkov pri skarmlivanii podsolnečnikovych šrotov, kak istočnika proteina v ich racionach). Leningrad, Diss. z. Erlangung d. wiss. Grades eines Doktors d. Landwirtschaftswiss., 1966.

NOVOSEL'CEV, D. V.: Einfluß des Gärfutters auf die Verdaulichkeit und die Nettoenergie der Ration (Vlijanie silosovannogo korma na perevarimost' i čistuju ėnergiju raciona). Probleme d. Tierzucht (Problemy životnovodstva) 3 (1938), S. 169, Sel'chozgiz

POGORELOVA, I. E.: Wirkung zusammengesetzter mineralischer Zusätze zu Hammelrationen und Baumwollschrot enthaltender Extraktionsschrote (Dejstvie složnych mineral'nych dobavok k racionam valuchov i šrotov, soderžaščich chlopčatnikovyj šrot). Leningrad, Diss. z. Erlangung d. wiss. Grades eines Doktors d. Landwirtschaftswiss., 1967

POGORELOVA, I. E.; MOROZ, M. T.: Zum Problem der Ascheernährung der Milchkühe (K voprosu ob izučenii' zol'nogo pitanija moločnych korov). 1970, Leningrader landwirtsch. Inst.

TICHOMIROVA, A. P.: Der Futterwert der nach verschiedenen technologischen Schemata hergestellten Baumwollextraktionsschrote in bezug auf ihre Befreiung von freiem Gossypol (Kormovoe dostoinstvo chlopčatnikovogo šrota, prigotovlennogo po raznym technologičeskim schemam, v časti osvoboždenija ego ot svobodnogo gossipola). Leningrad, Diss. z. Erlangung d. wiss. Grades eines Kandidaten der Landwirtschaftswiss., 1969

ZAJCEVA, N. I.: Untersuchungen der Futterrationen mit Zuckerrüben bei der Fütterung von Kühen und Schafen (Issledovanije kormovych racionov, soderžaščich sacharnuju sveklu pri kormlenii korov i ovec). Leningrad, Diss., 1964.

S. SANDEV und T. DARDŽONOV, Kostinbrod bei Sofia

Der Einfluß des Mahlens und des Granulierens auf die Verdaulichkeit der Rauhfuttermittel

Das Mahlen und Granulieren der Rauhfuttermittel findet in der Praxis und dies insbesondere bei der Einbringung und Lagerung des Heues immer mehr Anwendung. Gewöhnlich werden diese Manipulationen unmittelbar nach der Warmlufttrocknung des Grünfutters durchgeführt. In einigen Ländern, wo die Maisreife nur unter Schwierigkeiten vonstatten geht, wird die ganze Maispflanze getrocknet, gemahlen und granuliert. Aus ökonomischen Gründen ist jedoch die Konservierung der kompletten Maispflanze auf diese Art sehr eingeschränkt. In Zusammenhang mit dieser Aufbereitung des Grünfutters traten eine Anzahl von Fragen hinsichtlich des Verlaufes der Verdauungsprozesse bei der Fütterung mit gemahlenen und granulierten Futtermitteln und ihrer Verwertung im tierischen Organismus auf. So führte KELLNER bei der Bestimmung des Nährwertes des Rauhfutters für den Rohfasergehalt einen Korrekturfaktor ein. Aus den in dieser Arbeit dargelegten Resultaten ist ersichtlich, daß unter bestimmten Bedingungen der Nährwert des gemahlenen und granulierten Futters wesentlich höher liegen kann als der errechnete und die Einschätzung nach dieser Methode unbefriedigende Resultate ergibt. Es muß erwähnt werden, daß bereits KELLNER diese Ungenauigkeit der Methode erkannte und mit geringeren Energieverlusten bei der Verdauung von gemahlenem Futter erklärte. Aus diesem Grunde führte er für solche Fälle eine zweimal kleinere Korrektur ein. Bei der heutigen Entwicklung der Technik zur Aufbereitung der Futtermittel hat diese alte, von Kellner aufgestellte Annahme eine große Bedeutung und verdient von neuem hervorgehoben zu werden.

Im folgenden soll dargelegt werden, wie das Mahlen und das Granulieren des Futters auf die Verdauung bei den einzelnen Tierarten wirken.

Beim Geflügel konnte nachgewiesen werden, daß sich nach dem Granulieren des getrockneten Grünfutters, das als Komponente des Mischfutters diente, die umsetzbare Energie erhöhte. So teilte SLINGER (1966) mit, daß bei Versuchen mit Legehennen und Küken die umsetzbare Energie im Luzerneheumehl nach dem Granulieren höher war. Ebenfalls trat bei anderen in der Geflügelfütterung eingesetzten rohfaserreichen Futtermitteln eine Erhöhung der umsetzbaren Energie ein. BAYLAY und Mitarb. (1968) kamen zu dem gleichen Ergebnis beim Einsatz von granuliertem Mischfutter mit einem 30%-igen Anteil von Weizenkleie im Vergleich zu dessen Verfütterung in nichtgranulierter Form. Nach der Granulierung stellten dieselben Autoren bei der Weizenkleie eine 20%ige Erhöhung der umsetzbaren Energie fest.

Bei anderen Untersuchungen (CAVE u. Mitarb., 1965) wurde bei einem Anteil von 50% Weizenkleie im Gemisch eine 30%ige Erhöhung der umsetzbaren Energie festgestellt. Es ist ebenfalls interessant, daß die Verfügbarkeit des Phosphors in der Weizenkleie nach der Granulierung zunahm (BAYLAY und THOMPSON, 1969).

In der Schweinefütterung (SCHULZ, 1967) wurde bei granuliertem Futter eine höhere Verdaulichkeit der organischen Substanz und des Rohproteins, jedoch eine verminderte Verdaulichkeit der Rohfaser festgestellt. Es sei hierbei erwähnt, daß in den Untersuchungen von SCHULZ der Rohfasergehalt in der Ration 6,7% betrug.

Wenn man den komplizierten Verdauungsapparat der Wiederkäuer in Betracht zieht, so erfordert die Ermittlung des Einflusses, den gemahlenes und granuliertes getrocknetes Grünfutter und Abfallfutter auf die Verdauungsprozesse hat, eine wesentlich tiefgründigere Betrachtung und detailliertere Untersuchungen als bei den Tieren mit einhöhligem Magen. Bei Wiederkäuern verursacht gemahlenes und granuliertes Futter zwei physiologisch entgegengesetzte Erscheinungen: a) erhöhte Konsumierung von Rauhfutter und b) beschleunigte Passage der fein gemahlenen Teilchen durch den Pansen.

Als Resultat der gesteigerten Rauhfutteraufnahme nach dem Mahlen und dem Granulieren erhöhen sich der Zuwachs und die Verwertung des Futters (MINSON, 1963; BEARDSLEY, 1964). Das auf Grund des Mahlens und Granulierens zusätzlich aufgenommene Rauhfutter wird zum größten Teil für die Produktion verwertet und wirkt sich auf Zunahme und Futterverwertung aus. Der Einfluß der zusätzlich aufgenommenen Futtermenge in Form von Granuli ist der Tabelle 1 zu entnehmen. Hieraus ist ersichtlich, daß Lämmer beim Verzehr von gleich hohen Heumengen der gehäckselten oder der granulierten Form keine unterschiedliche Lebendmassezunahme aufweisen. Andererseits verringert die erhöhte Durchgangsgeschwindigkeit der feinen Rauhfutterteilchen die Verdaulichkeit (RODRIQUE u. ALLEN, 1960; KING u. Mitarb., 1963; O'DELL u. Mitarb., 1963).

Tabelle 1

Lebendmassezunahme und Futterverzehr von Lämmern bei 56tägiger Fütterung mit technisch-getrocknetem Luzerneheu (nach MEYER und Mitarb.)

Fütterungsniveau	mittlere Lebendmassezunahme	mittlerer täglicher Futterverzehr
Erhaltung		
gehäckselt	0,02	1,66
granuliert	0,01	1,67
schnelles Wachstum		
gehäckselt (ad libitum)	0,27	2,48
granuliert (kontrolliert)	0,26	2,54
granuliert (ad libitum)	0,40	3,25

In Tabelle 2 sind die Untersuchungsergebnisse von BLAXTER und GRAHAM (1956) ausgewiesen. Aus diesen Angaben ist erkennbar, daß die verdauliche Energie im granulierten Luzerneheu niedriger ist als im gehäckselten Heu. Das Mahlen und Granulieren des Futters hat auch einen Einfluß auf die Fermentationsprozesse im Pansen. Bei den Untersuchungen von RHODES und WOODS (1962) und WOODS und LUTHER (1962) wurde festgestellt, daß die Konzentration der flüchtigen Fettsäuren im Pansen nach der Granulierung des Rauhfutters größer ist und ein günstigeres Verhältnis zugunsten der Propionsäure entsteht. Für die Veränderungen des Azetat/Propionat-Verhältnisses war nicht die Granulierung des Rauhfutters von bestimmender Bedeutung, sondern die Beigabe einer bestimmten Menge von Konzentraten zur Rauhfutterration (WOODS u. LUTHER, 1962).

Tabelle 2

Errechnete Nettoenergiewerte in kcal pro 100 kcal Bruttoenergie (nach BLAXTER und GRAHAM)

Fütterungsniveau	Energie	Methode der Heuzubereitung		
		gehäckselt	mittelfein gemahlen und granuliert	fein gemahlen und granuliert
niedrig	Verdauliche E	77	70	72
(600 g täglich)	Umsetzbare E	64	59	59
	Netto-E	46	45	46
hoch	Verdauliche E	73	65	62
(1500 g täglich)	Umsetzbare E	60	54	52
	Netto-E	32	33	32

Die Speichelsekretion ist bei Verfütterung von gemahlenem und granuliertem Futter vermindert (MOORE, 1964). Damit kann auch die Erniedrigung des pH-Wertes im Pansen erklärt werden. Der niedrigere pH-Wert fördert nach Angaben von MOORE (1964) die Resorption der flüchtigen Fettsäuren.
Aus den Untersuchungsergebnissen von HINDERS und OWEN (1968) und ebenfalls von PINOT und JARRIGE (1968) ist der Grad der Verteilung der Verdauungsprozesse für Rauhfutter und für gemahlenes und granuliertes Futter in den Vormägen und den darauf folgenden Abschnitten des Verdauungskanals zu ersehen (Tab. 3).
Aus der Tabelle geht hervor, daß die Verdaulichkeit der stickstofffreien Extraktstoffe und der Rohfaser im Pansen nach der Granulierung des Rauhfutters stark abfällt. Im Gegensatz zu dieser bedeutenden Verminderung der Verdaulichkeit im Pansen werden in den dahinterliegenden Abschnitten größere Mengen Rohfaser und NFE verdaut. Insgesamt ist jedoch die Menge der verdauten Rohfaser und der NFE bei der Verfütterung von gemahlenem

Tabelle 3

Verdaulichkeit von normalem und granuliertem Heu (nach HINDERS und OWEN)

	normales Heu		gemahlenes und granuliertes Heu			
	I. Periode	(33 Tage)	II. Periode (35 Tage)		III. Periode	(21 Tage)
	Retikulo-Rumen	nach Retikulo-Rumen	Retikulo-Rumen	nach Retikulo-Rumen	Retikulo-Rumen	nach Retikulo-Rumen
NFE	64,3[b]	3,4	57,8[e]	13,0	57,7[e]	12,8
Rohfaser	48,9[a]	4,0	16,7[b]	19,2	25,9[c]	14,0
Säuredetergente Faser	46,2[a]	5,1	11,1[b]	24,7	25,7[c]	11,5

und granuliertem Futter niedriger als bei ungemahlenem Rohfutter. ROJAS und Mitarb. (1962) stellten bei ihren In-vitro-Versuchen eine Abnahme der Zelluloseverdaulichkeit fest. Bei der In-vitro-Entwicklung von Pansensaftinokulaten von Kühen, gefüttert mit normalem und granuliertem Luzerneheu, wurde eine geringere Geschwindigkeit des Zellulosezerfalles als bei Pansensaftproben von mit granuliertem Heu gefütterten Kühen beobachtet. HINDERS und OWEN sind der Auffassung, daß die von ihnen festgestellte Abnahme der Verdaulichkeit im Pansen und deren Zunahme in den dahinterliegenden Abschnitten bei gemahlenem und granuliertem Rauhfutter eine mögliche Ursache für die Erhöhung der Nettoenergie des Futters sind. Diese Nettoenergiewerterhöhung kann als Resultat der Abnahme des für das Kauen und für die Fortbewegung des Futters notwendigen Energiebedarfs und der geringeren Verluste durch die Abgabe von Gasen, wie FORBES (1925) annahm, eintreten. Die allgemeine Verdaulichkeit verringert sich jedoch bedeutend nach der Granulierung, so daß die Granulierung im Endergebnis auf die Verdaulichkeit des Rauhfutters (s. Tab. 2) einen erniedrigenden Einfluß hat.
Im Zusammenhang mit der obigen Schlußfolgerung muß erwähnt werden, daß fast alle Vergleichsuntersuchungen hinsichtlich der Verdaulichkeit von gehäckseltem, gemahlenem und granuliertem Futter mit Heurationen durchgeführt wurden. Daher kann mit Recht die Frage aufgeworfen werden, wie sich die Verdaulichkeit des gemahlenen und granulierten Rauhfutters unter den Bedingungen eines vollwertigen Mischfutters verhält. Die Klärung dieser Frage steht mit folgenden Faktoren in Verbindung:

a) Transportgeschwindigkeit der Rauhfutterteilchen bei einem unterschiedlichen Verhältnis zwischen Rauhfutter und Konzentraten in vollwertigen Rationen

b) Verdauungsgeschwindigkeit des gemahlenen Rauhfutters im Pansen unter der Bedingung eines vollwertigen Mischfutters

c) Verdauungsgrad des Rauhfutters

d) Menge des aufgenommenen Futters – Rauhfutter und Konzentratfutter.

Hinsichtlich der Durchgangsgeschwindigkeit von gemahlenem Rauhfutter durch den Pansen sowie von Rauhfutter mit unterschiedlichem Konzentratanteil sind die von MONTGOMERY und BAUMGARDT (1963) durchgeführten Versuche interessant. Es wurde die Aufenthaltsdauer der Rauhfutterteilchen und des Kraftfutters im Pansen bei einem unterschiedlichen Verhältnis zwischen beiden untersucht. Aus der Tabelle 4 ist ersichtlich, daß eine Zugabe von Kraftfutter zum gemahlenen und granulierten Rauhfutter die Aufenthaltsdauer des Rauhfutters im Pansen verlängert. Folglich übt das Konzentratfutter eine hemmende Wirkung auf die gemahlenen Rauhfutterteilchen aus, d. h., die Geschwindigkeit des Transportes des gemahlenen Rauhfutters verringert sich im Pansen im Beisein von Kraftfutter. Dies erlaubt die Schlußfolgerung, daß sich bei einem verlängerten Aufenthalt des Rauhfutters im Pansen die Verdaulichkeit erhöht.

Tabelle 4
Mittlere Durchgangsgeschwindigkeit des Futters durch den Pansen (nach MONTGOMERY und BAUMGARDT)

	Aufenthalt des Futters im Pansen in Stunden bei			
	100% Rauhfutter	Gemisch 80% Rauhfutter und 20% Kraftfutter	Gemisch 60% Rauhfutter und 40% Kraftfutter	Gemisch 40% Rauhfutter und 60% Kraftfutter
Luzernemehl	24,1[a]	27,1[a]	33,5[b]	39,6[c]
Luzernemehl	27,4[a]	27,7[a]	32,0[a,b]	37,1[b]
Mais	–	30,4[a]	35,2[a,b]	43,3[b]
Mais	–	33,4[a]	34,6[a]	40,9[a]

In diesem Zusammenhang verdienen auch die von VILLAVICENCIO und Mitarb. (1968) durchgeführten Untersuchungen Aufmerksamkeit. Diese wurden an Milchkühen, die eine Ration aus 30% Luzerneheu (gemahlen und ungemahlen) und 70% Kraftfutter bekamen, durchgeführt. Die Bilanzversuche zeigten unbedeutende Unterschiede in der Verdaulichkeit, d. h., das Mahlen des Rauhfutters beeinflußt nicht seine Verdaulichkeit unter der Bedingung eines vollwertigen Mischfutters. Ähnliche Resultate erhielten auch JOURNET und DEMARQUILLY (1967).

WALLENIUS und Mitarb. (1966) untersuchten, wie sich die Zugabe von voluminösem Rauhfutter zum Gemisch auf die Aufenthaltsdauer von Heumehl im Pansen auswirkt. Die erhaltenen Resultate waren negativ, d. h., die Durchgangsgeschwindigkeit des Heumehls blieb unverändert. Es wird angenommen, daß Luzerneheu nicht mehlfrei verarbeitet werden darf, wenn man eine bessere Verdaulichkeit erreichen will.

Bei einer Fütterung mit gemahlenem und granuliertem Luzerneheu stellten MEYER (1959) und LEFFEL (1960) eine größere Fermentationsgeschwindigkeit im Pansen im Vergleich zu der bei normaler Heufütterung fest. Die Konzentration der flüchtigen Fettsäuren und die CO_2-Produktion waren erhöht.

Dieser beschleunigte Fermentationsprozeß des gemahlenen und granulierten Rauhfutters kann durch eine Zugabe von bestimmten Mengen Konzentraten zur Ration in Form eines vollwertigen Gemisches verändert werden.
Wie TROELSEN und CAMPBELL (1968) berichten, ist die Form und Größe der gemahlenen Rauhfutterteilchen für die Transportgeschwindigkeit und für die Verdaulichkeit (DENARQUILLY u. JOURNET, 1967) von Bedeutung. Gewöhnlich verursachen größere Mengen grob gemahlenen Rauhfutters in der Ration keine wesentliche Erniedrigung des Milchfettgehaltes. Sehr fein gemahlenes Rauhfutter bewirkt dagegen eine bedeutende Abnahme des Fettgehaltes der Milch, sogar wenn das gemahlene Rauhfutter mit 40% an der Futterration beteiligt ist. O'DELL und Mitarb. (1968) beobachteten eine Tendenz zur Abnahme des Fettgehaltes, wenn das gemahlene Rauhfutter eine Feinheit von 0,64 cm aufwies. Folglich wird es notwendig sein, weitere Untersuchungen zur Ermittlung der optimalen Bedingungen in bezug auf Form und Größe beim Mahlen des Rauhfutters durchzuführen.
Die Fütterung von 70% Rauhfutter im vollwertigen Gemisch hat eine erhöhte Aufnahme an Trockensubstanz zur Folge. So ist aus den Versuchen von DARDŽONOV und Mitarb. (1968) ersichtlich, daß die konsumierte Trockensubstanzmenge die von PRESTON (1968) als Maximalmengen festgestellte übersteigt.
Bis zu welchem Grade die hier genannten Faktoren auf die Verdaulichkeit des Rauhfutters unter der Bedingung des vollwertigen Mischfutters einwirken, ist ein gegebener Gegenstand zukünftiger Untersuchungen. So wird wahrscheinlich bei der Fütterung von Kühen die Frage interessant sein, wie sich eine Zugabe von Puffersalzen zum Mischfutter auf die Verdaulichkeit des gemahlenen und granulierten Rauhfutters auswirkt. Art und Herkunft des Rauhfutters können in diesem Falle auch von Bedeutung sein.
Die Nettoenergie des gemahlenen und granulierten Rauhfutters unterscheidet sich nicht von der des nichtgehäckselten oder gehäckselten Materials (BLAXTER u. MCGRAHAM, 1956) (s. Tab. 2). Zur gleichen Schlußfolgerung gelangten MEYER und Mitarb. (1959). Sie sind der Meinung, daß der Unterschied zwischen dem gemahlenen und dem granulierten Futter hauptsächlich in der Appetitlichkeit besteht. Das granulierte Futter staubt nicht und wird mit größerem Appetit und in größeren Mengen aufgenommen. TILLMAN (1961) gelangte ebenfalls zu der Schlußfolgerung, daß sich der positive Effekt des Granulierens hauptsächlich auf das Mehlen des Futters bezieht. Folglich beruht der fördernde Effekt seitens des gemahlenen und granulierten Futters hauptsächlich auf erhöhtem Futterverzehr durch die Tiere. Dieser Effekt tritt besonders stark bei Rauhfutter mit niedriger Qualität auf, zeigt sich jedoch auch bei niedrigen Leistungen der Tiere bezüglich Lebendmassezunahme und Verwertung des Futters. Wenn die Zusammensetzung der Futterration verbessert wird und dadurch eine Verwertungsgröße erreicht, die charakteristisch für Hochleistungsrationen ist, vermindert sich der durch die Granulierung hervorgerufene Effekt und verschwindet schließlich gänzlich (MINSON, 1963).

Im Zusammenhang mit dem bisher Gesagten ergibt sich die Schlußfolgerung, daß sich das Mahlen und Granulieren durch den erhöhten Verzehr günstig auswirken. Die Verbesserung der Fermentationsprozesse und die Verringerung der Methanverluste sind ebenfalls als eine Ursache der günstigen Wirkung der Granulierung anzusehen. Andererseits verringert das Mahlen und die Granulierung des Rauhfutters die Verdaulichkeit und daraus resultierend tritt ein Ausgleich des Effektes der beiden gegensätzlich wirkenden Faktoren ein, und die Nettoenergie des Futters bleibt unverändert (s. Tab. 2).
Unabhängig davon, daß der positive Einfluß des Mahlens und der Granulierung des Rauhfutters hauptsächlich auf dem höheren Futterverzehr bei verhältnismäßig niedrigen Leistungen hinsichtlich Lebendmasse und Futterverwertung der Tiere beruht, kann unter diesen Umständen der positive Einfluß nicht nur mit dem Verzehr einer größeren Rauhfuttermenge erklärt werden. Nach den von Miller (1961) in einigen Versuchen erhaltenen Resultaten für Wiederkäuer waren die Lebendmassezunahme und die Futterverwertung bei einer Fütterung mit granulierten Rationen 8–10% höher als bei gleicher Menge verzehrten Rauhfutters. Palladinnes und Mitarb. (1964) berichten ebenfalls, daß die positive Wirkung des Mahlens und Granulierens hauptsächlich auf dem erhöhten Rauhfutterverzehr (zu 80%) und auf der Zunahme des Nährwertes des Futters (zu 20%) beruht.
Einen bedeutend höheren Effekt, der auf die Granulierung des Rauhfutters in Form eines Gesamtfuttergemisches für die Kälbermast zurückzuführen ist, erzielten Dardžonov und Mitarb. (1968). Bei gleichem Futterverzehr (70% Rauhfutter und 30% Konzentrat) waren bei der Fütterung mit granuliertem Futtergemisch die Zuwachsrate und die Futterverwertung 35% höher als bei gemahlenem Futter. Die Unterschiede in der Verdaulichkeit der Trockensubstanz, des Rohproteins, des Rohfettes und der NFE waren unbedeutend. Die Verdaulichkeit der Rohfaser war beim granulierten Futter geringer. Charakteristisch war für diese Versuche, daß sich die günstige Auswirkung des Mahlens und der Granulierung in einer sehr hohen Lebendmassezunahme zeigte, die im Entwicklungsabschnitt von 200 bis 400 kg Lebendmasse 1100 g bei nicht granuliertem und 1500 g bei granuliertem Vollrationsfuttergemisch betrug. Folglich kann aus diesen Versuchen die Schlußfolgerung gezogen werden, daß sich der Nährwert des Rauhfutters durch die Granulierung nur unter der Bedingung hoher physiologischer Leistung erhöht hat. Da jedoch keine Unterschiede in der Verdaulichkeit zwischen den gemahlenen und den granulierten Rationen festgestellt wurden, muß der positive Effekt der Granulierung in der Erhöhung der Nettoenergie des Futters gesucht werden. Diese Annahme unterscheidet sich von den bisherigen Auffassungen, daß die Nettoenergie des Futters infolge des Mahlens und der Granulierung unverändert bleibt.
In Zusammenhang mit dieser Schlußfolgerung muß hervorgehoben werden, daß die Annahme von Hinders und Owen, die Erhöhung der Nettoenergie des gemahlenen und granulierten Futters sei durch teilweise Verlagerung des Verdauungsprozesses vom Pansen in die übrigen Magenabteilungen erfolgt –

unter Voraussetzung gleicher physiologischer Merkmale wie Zuwachsrate, Futterverwertung u. a. –, damit begründet werden kann, daß nur gemahlenes oder gemahlenes und granuliertes Gemisch verfüttert wurde. Liegen jedoch Unterschiede bezüglich der Merkmale für das gemahlene und das granulierte Futtergemisch vor, haben die Ursachen für die Nettoenergieerhöhung einen anderen Charakter.

Schlußfolgerungen

Auf Grund der vorliegenden umfangreichen Ergebnisse, die nachweisen, daß das Mahlen und Granulieren von Rauhfutter seine Verdaulichkeit beeinflußt, können folgende Schlußfolgerungen gezogen werden, die in Zusammenhang mit geplanten Untersuchungen in dieser Richtung stehen:

1. Die Bestimmung der Verdaulichkeit des Rauhfutters bzw. des Heues als selbständige Ration in normaler, gehäckselter, gemahlener oder granulierter Form kann nicht vollständig den Einfluß klären, den die verschiedenen physikalischen Formen von Rauhfutter auf dessen Verdaulichkeit haben, wenn Rauhfutter als Bestandteil eines Vollrationsgemisches vorliegt. Wahrscheinlich ist es richtiger, die Untersuchungen über die Verdaulichkeit von Rauhfutter verschiedener physikalischer Formen kombiniert mit Kraftfutter unter der Bedingung einer bilanzierten Ration oder eines Vollrationsgemisches durchzuführen. Aus diesen Gründen wird es erforderlich sein, für Rauhfutter, das in einem Vollrationsgemisch vorliegt, andere moderne Methoden zur Verdaulichkeitsbestimmung zu entwickeln. Des weiteren wäre die hemmende Wirkung des Kraftfutters auf die Durchgangsgeschwindigkeit der gemahlenen oder granulierten Rauhfutterteilchen im Verdauungsapparat zu untersuchen.
2. Der günstige Einfluß, den Granulate auf das Wachstum und die Futterverwertung haben, kann nicht nur durch das Mahlen des Futters bedingt sein, das in eine appetitliche und nicht staubende Konsistenz übergeführt wird oder durch Wärmebehandlung in feuchtem oder trockenem Zustand verändert wird (WOODS u. RHODES, 1962; DARDŽONOV u. Mitarb., 1966). Mit Recht kann angenommen werden, daß bei der Granulierung Prozesse stattfinden, die einen Einfluß auf den Nährwert des Futters haben. Dies trifft auch entsprechend für Vollrationsgemische mit hohem Rauhfuttergehalt zu. Die Veränderungen in der granulierten Nahrung, die im Prozeß der Aufbereitung stattgefunden haben, unterscheiden diese Granulate von der gemahlenen Form und können nicht durch Veränderungen der Verdaulichkeit im engsten Sinne dieses Begriffes erklärt werden. In den Nährstoffen des Futters können durch die physikalische Behandlung (SANDEV u. DARDŽONOV, 1970) Veränderungen auftreten. Diese Veränderungen haben eine tiefgründige Wirkung auf den gesamten Verdauungsprozeß und bewirken bei den Wiederkäuern eine bessere Futterverwertung. Es ist möglich, daß bei der Granulierung ähnliche Prozesse wie bei einer Behandlung der Polymere unter hohem Druck und Temperatur

eintreten, die dann das notwendige Zerfallpotential für inkrustierte Stoffe im Pansen durch die Mikroorganismen wesentlich verringern (SANDEV, 1970). Aus diesen Gründen muß in den zukünftigen Untersuchungen das Augenmerk auf alle möglichen chemischen Veränderungen im Rauhfutter und auf die Nettoenergieveränderungen nach der Granulierung des Rauhfutters unter der Bedingung eines Vollrationsgemisches gelenkt werden.
3. Die Form und Größe der Teilchen des gemahlenen und granulierten Rauhfutters haben sicherlich eine Bedeutung für die Verdauung. Es wird notwendig sein zu bestimmen, in welchen Grenzen die optimale Größe der gemahlenen Rauhfutterteilchen schwankt. Dies wird die weiteren Untersuchungen wesentlich erleichtern.
4. Bei der Fütterung, besonders von Milchkühen, mit gemahlenem und granuliertem Futter kann die Anwendung von Puffersystemen die Fermentationsprozesse und die Verdaulichkeit beeinflussen. Untersuchungen in dieser Hinsicht können größere Möglichkeiten der Verwendung von Vollrationsgemischen bei den Milchkühen erschließen.
5. Zur Klärung der Verdaulichkeit des Rauhfutters im gemahlenen und granulierten Zustand können die Angaben über die enzymische Tätigkeit und Entwicklung der Pansenmikroorganismen beitragen, die sich in Anzahl und Charakter von den Mikroorganismen unterscheiden, die bei Fütterung mit normalem oder gehäckseltem Rauhfutter vorhanden sind.

Literatur

BAYLAY, H. S.; SUMMERS, J.D.; SLINGER, S. J.: Poultry Sci. 47 (1968), S. 1140
BAYLAY, H. S.; THOMPSON, R. G.: J. Anim. Sci. 28 (1969), S. 484
BEARDSLAY, D. W.: J. Anim. Sei. 23 (1964), S. 239
BLAXTER, K. L.; MCGRAHAM, N.: J. Agric. Sci. 47 (1956), S. 207
BLAXTER, K. L.: Proc. 2nd Symposium for energy metabolism E.A.A.P. Publ. 10 (1961), S. 211
CAVE, N. A. G.; SLINGER, S. L.; SUMMERS, J. D.; ASHTON, G. C.: Cereal Chem. 42 (1965), S. 523
DARDŽONOV, T.; PETEVA, ZDRAVKA; SANDEV, S.: Zivotnovadni Nauki (1966), S. 857
DARDŽONOV, T.; PETEVA, ZDRAVKA; SANDEV, S.: Zivotnovadni Nauki (1968), S. 25
DEMARQUILLY, C.; JOURNET, M.: Ann. Zootechn. (1967), S. 1253
FORBES, E. B.; FRIES, A.; BRAMAM, W. W.: J. Agric. Res. 31 (1925), S. 987
HINDERS, R. G.; OWEN, F. G.: J. Dairy Sci. 51 (1968), S. 1253
JOURNET, M.; DEMARQUILLY, C.: Ann. Zootechn. 4 (1967), S. 307
KAUFMANN, W.: Vortrag, Symposium, Mailand, 1969
KELLNER, O.: Die Ernährung der landwirtschaftlichen Nutztiere (G. FINGERLING). Berlin, Paul Parey, 1920
KING, W. A.; O'DELL, G. D.; BRANNON, C. C.; WEBB, H. J.: J. Dairy Sci. 46 (1963), S. 34
LEIGHTON, R.; HELM, R.: J. Dairy Sci. 50 (1967), S. 4
LINDAHL, J. L.; REYNOLDS, P. J.: J. Animal. Sci. 18 (1959), S. 1074

MEYER, J. H.; GASKILL, R. L.; STOWSWAND, G. S.; WEIR, W. C.: J. Animal. Sci. 18 (1959), S. 336
MILLER, J. I.: Cornell Univ. Nutrit. Conf., 1961, S. 91 nach MOORE, 1964
MINSON, D. J.: J. Brit. Grassl. Soc., 18 (1963), S. 39
MONTGOMERY, M. J.; BAUMGARDT, B. R.: J. Dairy Sci. 46 (1963), S. 38
MOORE, L. A.: J. Animal. Sci. 23 (1964) S. 230
O'DELL, G. D.; KING, W. A.; COOK, W. C.; MOORE, S. L.: J. Dairy Sci., 46 (1963) S. 38
O'DELL, G. D.; KING, W. A.; COOK, W. C.: J. Dairy Sci., 51 (1968) S. 50
ORTH, A.; KAUFMANN, W.: Z. Tierphysiol. Tierernähr. u. Futtermittelkde., 19 (1964) S. 3
PALLADINNES, O. L.; REID, J. T.; NIEKER v. B. D. H.; BENSADOUN, A.: J. Nutrit. 83 (1964), S. 49
PINOT, R.; JARRIGE, R.: Ann. Zootechn. 1 (1968), S. 5
PRESTON, R.: Feedstuffs 40 (1968), S. 13, 20
PUTNAM, P. A.; DAVIS, R. E.:
RHODES, R. W.; WOODS, W.: J. Animal. Sci., 21 (1962) S. 483
RODRIQUE, C. B.; ALLEN, N. N.: Canad. J. Animal. Sci., 40 (1960) S. 23
ROJAS, S. W.; WARD, G. M.; HINDERS, R. G.: J. Dairy Sci., 45 (1962) S. 690
SANDEV, S.; DARDŽONOV, T.: Comp. rend.l'Acad. Sci. Agric., Bulgarie, 3 (1970) S. 91
SANDEV, S.: (im Druck, 1970)
SCHULZ, E.: Kraftfutter 7 (1967), S. 330
SLINGER, S. J.: Feedstuffs 38 (1966), Nr. 15, S. 9
TILLMAN: Feed Age 11 (1961), S. 34 (nach MOORE, 1964).
TROELSEN, J. E.; CAMPBELL, J. B.: Animal. Prod. 10 (1968), S. 289
VILLAVICENCIO, E.; RUSOFF, L. L.; GIROUARD, R. E.; WATERS, W. H.: J. Dairy Sci. 51 (1968) S. 1633
WALLENIUS, R. W.; HIBBS, J. W.; CONRAD, H. R.: J. Dairy Sci. 49 (1966), S. 1266
WOODS, W.; RHODES, R. W.: J. Animal. Sci. 21 (1962), Nr. 3, S. 479
WOODS, W.; LUTHER, R.: J. Animal. Sci. 21 (1962), S. 809

K. NEHRING, Rostock

Die Methodik der Verdaulichkeitsermittlung von Futterstoffen mittels In-vitro-Verfahren

Die Forderung nach einem schnell durchführbaren Verfahren zur Bestimmung der Verdaulichkeit ist in den letzten Jahren mit zunehmendem Nachdruck erhoben worden, um den Informationsfluß über die Qualität der Futterstoffe schneller gestalten zu können. Das Interesse hat stark zu genommen, nachdem von TILLEY und TERRY (1963) vom Graslandforschungsinstitut in Hurley gezeigt worden ist, daß bei Behandlung der Futterstoffe mit einem Pansensaft-Puffergemisch und anschließender Verdauung mit Pepsin-HCl Verdauungskoeffizienten erhalten werden, die nicht wesentlich von denen der Tierversuche abweichen. Dieses Verfahren ist in der Zwischenzeit an verschiedensten Instituten aufgegriffen und vielfach modifiziert worden. Es hat sich prinzipiell die Aussage von TILLEY und TERRY bestätigen lassen. Aber es hat sich auch gezeigt, daß die Ergebnisse von den verschiedenen exogenen und endogenen Faktoren abhängig sind, so daß sie verschiedentlich voneinander differierten und auch die Beziehungen zum In-vivo-Versuch nicht immer eindeutig waren.
Andererseits kann dieses Verfahren vor allem wegen der schnellen Durchführbarkeit und dem geringen Aufwand an Arbeit, Kosten und Apparaten die Möglichkeiten zur Bestimmung der Verdaulichkeit stark erweitern und damit neue Wege zur Lösung von Problemen eröffnen, so daß es in den Kreis der Arbeiten des Instituts zur Qualitätsermittlung von Futterstoffen einbezogen wurde.
Es bestehen aber, wie gesagt, verschiedene Varianten zur Durchführung des Verfahrens. Auf Grund von günstigen Erfahrungen, die von LAMPETER (Leipzig) mit einem Beutelverfahren gemacht worden sind, hatten wir uns zunächst zur Anwendung dieses Verfahrens entschlossen, bei dem der „künstliche Pansen“ so aufgebaut wurde, daß es möglich war, die Umsetzungen auch temporär zu erfassen.
Die Apparatur arbeitete an sich einwandfrei, aber die Abweichungen gegenüber dem Tierversuch waren beträchtlich und die Reproduzierbarkeit war ungünstig, so daß das Verfahren aufgegeben wurde.
Der Grund liegt darin, daß trotz guten Rührens die Berührung mit dem Pansensaft nicht genügend war. Es wurde zu einem Kölbchenverfahren übergegangen, bei dem ein ungehinderter Zutritt der Verdauungslösung gegeben ist. Es wurde mit Erlenmeyer-Kölbchen (200 ml) gearbeitet, die mit einem Wasserverschluß versehen waren. Die Substanz (1 g TS. feingemahlen) wurde mit einem Pansensaft-Puffergemisch (1:10) 2 Tage bei 38 °C unter

Tabelle 1

Vergleich von Beutel- und Kölbchenverfahren

Futterstoffe		VC OS (Hammel)	Beutelverfahren				Kölbchenverfahren					
			Pansensaft		Pansensaft + Pepsin		Pansensaft			Pansensaft + Pepsin		
			Tage	VC TS.	Tage	VC TS.	Tage	VC TS.	Org. S.	Tage	VC TS.	OS.
Luzerne	1	77,6	4	33,8	4/2	56,2	4	56,6	63,4	4/2	80,5	78,9
		—		—		—		—	—	2/2	81,2	79,9
	2	67,1	4	27,9	4/2	45,6	4	47,2	55,3	4/2	65,4	67,0
		—		—		—		—	—	2/2	65,8	68,8
	3	61,3	4	22,9	4/2	39,9	4	36,7	44,7	2/2	44,7	62,9
Rohrglanzgras	1	71,2	4	33,8	3/2	47,6	4	53,7	55,4	4/2	68,4	69,0
		—		—		—		—	—	2/2	69,2	70,0
	2	63,3	—	—	3/2	37,7	4	54,6	58,5	4/2	66,5	65,2
		—		—		—		—	—	2/2	63,5	65,1
Zuckerrübenblatt		78,5	4	59,6	3/2	67,0	4	66,1	75,1	4/2	80,3	65,7
										2/2	81,0	87,0

Tabelle 2

Vergleich der Pansensaftaktivitäten von Bullen und Kühen

Süßlupine, grün						Luzerne, grün					
Bullen			Kühe			Bullen			Kühe		
Nr.	Verdaulichkeit in %		Nr.	Verdaulichkeit in %		Nr.	Verdaulichkeit in %		Nr.	Verdaulichkeit in %	
15	(7) 78,4 (75,7–79,6)	78,7	7	(2) 74,5 (73,6–75,3)	66,7	15	(3) 64,0 (62,0–66,5)	63,2	7	(3) 56,9 (45,2–66,5)	54,1
Gem.	(8) 79,0 (75,6–80,6)		9	(2) 68,7 (60,2–77,2)		Gem.	(8) 62,4 (59,8–64,0)		9	(2) 50,8 (50,4–51,1)	
			10	(2) 59,9 (59,8–59,9)					10	(2) 56,0 (50,3–61,7)	
			11	64,0					11	58,0	
			12	61,9					12	47,9	
			13	(3) 64,3 (59,4–75,7)					13	(3) 56,6 (52,6–62,1)	
			14	(3) 70,8 (66,2–75,4)					14	(3) 52,1 (50,4–54,5)	

mehrmaligem Einleiten von CO_2 bebrüht und anschließend einer 2tägigen Behandlung mit Pepsin-HCl unterworfen. Der zurückbleibende Anteil an Trockensubstanz bzw. an organischer Substanz wird durch Wägung ermittelt.

In Tabelle 1 sind Beispiele für die erhaltenen Ergebnisse zusammengestellt worden.

Während beim Beutelverfahren die Verdaulichkeit deutlich hinter der des Tierversuchs zurückgeblieben ist, zeigen die Werte beim Kölbchenverfahren eine gute Übereinstimmung mit denen der Tierversuche. Von dieser Grundlage aus wurden die weiteren Untersuchungen zur Methodik durchgeführt, um den Einfluß der verschiedenen Faktoren auf die Ergebnisse zu klären. Es lassen sich hierbei zwei große Gruppen unterscheiden:

1. Die Pansensaftaktivität, die in erster Linie durch die als Pansensaftspender verwendeten Tiere bestimmt ist, und
2. die verschiedenen technischen Faktoren, die maßgebend für die Durchführung der Untersuchungen im einzelnen sind.

Die Pansensaftaktivität ist ein außerordentlich wichtiger Faktor; sie bestimmt die Höhe der Verdaulichkeit wie auch die Reproduzierbarkeit der Werte; sie ist

einmal abhängig vom einzelnen Tier. Dieser Einfluß ist zurücktretend. Der Anteil der Tiere mit verminderter Aktivität ist mit 10–20% einzuschätzen. Zwischen Bullen und Kühen ergaben sich deutliche Unterschiede (Tab. 2). Die Pansensaftaktivität der Kühe war deutlich geringer als die der Bullen, wobei sich auch hier gegebenenfalls ein Einfluß der Ration auswirken kann. Zwischen Bullen und Schafen waren die Unterschiede von zurücktretender Bedeutung.
Die Pansensaftaktivität ist weiterhin von der Zusammensetzung der Futterration abhängig. Dies soll an dem Ergebnis eines Bullenmastversuches mit verschiedener Fütterungsaktivität gezeigt werden.

Tabelle 3

Einfluß der Futterration auf die Pansensaftaktivitäten

Probenentnahme	Verdaulichkeit in % (OS.)			
	Versuchsgruppe 1 (hohe Futtergabe)		Versuchsgruppe 2 (niedrige Futtergabe)	
	Süßlupine	Luzerne	Süßlupine	Luzerne
2. 2. 70	77,8	60,0	80,3	60,7
16. 2. 70	79,2	61,5	79,5	61,5
30. 3. 70	78,0	60,2	69,5	50,6

Die Gruppe mit einem hohen Anteil an Konzentraten und einem niedrigen an Rauhfutter (25% Trockengrüngut) zeigt deutlich eine höhere Pansensaftaktivität als die Gruppe mit dem hohen Anteil an Rauhfutter (60%). Dabei ergab sich ganz allgemein die Beobachtung, daß Unterschiede in der Pansensaftaktivität sich bei hochverdaulichen Futterstoffen relativ schwach auswirken, bei Futterstoffen mit geringer Verdaulichkeit die In-vitro-Verdaulichkeit jedoch stark vermindert ist.
Daraus ergibt sich die Forderung, die als Pansendonatoren vorgesehenen Tiere zunächst einer Testung ihrer Pansensaftaktivität zu unterziehen. Wenn möglich, sollte mit Mischungen von Pansensaft verschiedener Tiere gearbeitet werden. In jede Versuchsreihe sollten 2 oder 3 Kontrollproben von bekannter Verdaulichkeit eingeschaltet werden.
In anderen Versuchsreihen wurde der Einfluß verschiedener äußerer Faktoren bei der Durchführung des Verfahrens, wie Zeit, Konzentration des Pansensaftpuffergemisches, Substanzmenge usw., geprüft, um die technischen Einzelheiten festzulegen. Bei den Untersuchungen über den Einfluß der Zeit ergab sich, daß im Abschnitt der Verdauung mit Pansensaft eine Verlängerung der Zeit über 48 Std. keine deutliche Erhöhung der Werte brachte, eine Verkürzung auf 24 Std. jedoch nicht möglich ist. Bei der Behandlung mit Pepsin-HCl ist eine Verkürzung bis 36 Std. ohne Beeinträchtigung der Werte vertretbar.

Die Pansensaftkonzentration wie auch die Substanzmenge sind von geringem Einfluß auf die Werte. Bei der Anwendung von 1g TS und 100ml Pansensaft-Puffergemisch ist ein Verhältnis von 1:10 von Pansensaft zu Puffergemisch ausreichend.
Änderungen in der Substanzmenge von 0,75 bis 1,5g waren ohne besonderen Einfluß auf die Ergebnisse. Bei Mengen über 2g ergab sich die Tendenz zu einer Minderung der Verdaulichkeit.
Die Reproduzierbarkeit der Werte war eine gute; bei 3fachen Ansatz lag der Schwankungsbereich innerhalb von 2%. Bei mehrfachem Ansatz wurde die Grenze von 3% in den Abweichungen nur selten überschritten. Die Ergebnisse der Untersuchungen führten zu der im Anhang angeführten Arbeitsvorschrift.
Die nach dieser zunächst als Arbeitsvorschrift festgelegten Methodik erhaltenen Ergebnisse wurden auf ihre Aussagekraft im Vergleich zu denen des Tierversuches überprüft. Es zeigt sich im allgemeinen eine recht gute Übereinstimmung zwischen den bei beiden Verfahren erhaltenen Werten, wie Tabelle 4aund b ausweist.
Jedoch ergab sich bei näherer Betrachtung doch eine gewisse Differenzierung zwischen den beiden Verfahren. Bei Futterstoffen von hoher Verdaulichkeit, wie Blattfutterstoffen oder auch Hackfrüchten, lagen die Werte im allgemeinen

Tabelle 4a

Vergleich der Verdaulichkeit zwischen Tierversuch und In-vitro-Bestimmung I

Grünfutterstoffe

Futterstoff		Rohfaser %	Verdaulichkeit (OS) Hammel	in vitro	Differenz gegen Tierversuch
Luzerne	1	20,2	77,6	78,9	+ 1,3
„	2	29,0	67,1	67,9	+ 0,8
„	3	35,6	61,3	62,9	+ 1,6
Rohrglanzgras I	1	27,7	71,2	69,5	− 1,7
	2	28,3	63,3	65,4	+ 1,9
	3	35,9	54,9	50,5	− 4,4
	4	37,0	48,2	49,0	+ 0,8
	5	38,1	45,1	43,3	− 1,8
II	1	33,4	60,3	56,1	− 5,8
	2	33,8	59,8	59,9	+ 1,1
	3	37,4	53,3	51,5	− 1,8
Zuckerrübenblatt		11,9	78,5	86,3	+ 7,8
Wruckenblatt		12,8	84,5	86,9	+ 1,5
Markstammkohl		12,0	81,8	81,9	+ 0,1

Tabelle 4b

Vergleich der Verdaulichkeit
zwischen Tierversuch und In-vitro-Bestimmung II

Futterstoffe	Rohfaser %	Verdaulichkeit OS Hammel	in vitro	Differenz gegen Tierversuch
S. Weizenstroh	43,4	(44)	33,0	− 11,0
S. Gerstenstroh	43,5	(50)	30,3	− 19,7
Erbsenstroh	41,0	(50)	40,4	− 9,3
Reisstroh	28,9	(52)	53,3	+ 1,3
Erdnußschalen	41,8		91,7	
Weizenfuttermehl	6,7	82,2	85,6	+ 3,4
Kleie I	9,5	76,8	76,7	− 0,1
Kleie II	15,9	61,3	65,3	+ 4,1
Haferschrot	10,5	78,2	76,9	− 1,3
Haferkleie	14,8	72,9	63,0	− 9,0
Haferschälkleie	20,8	52,6	52,6	0
Palmkernextraktionsschrot	20,9	(73)	54,7	−

höher als im Tierversuch (+ 8%). Bei normalen Grünfutterstoffen war eine gute Übereinstimmung der Werte vorhanden. Bei Futterstoffen mit niedriger Verdaulichkeit (z. B. Stroh) lag die In-vitro-Verdaulichkeit unter der der In-vivo-Versuche. Dies steht in guter Übereinstimmung mit Ergebnissen, über die DIJKSTRA (1969) kürzlich berichtet hat.

Der Grund für die Differenzierung der Ergebnisse ist wahrscheinlich darin zu suchen, daß sich die Verdaulichkeit der einzelnen Nährstoffe bei der In-vitro-Bestimmung anders gestaltet als unter dem direkten Einfluß der Pansenvorgänge. Dies zeigen die folgenden Beispiele, bei denen das In-vitro-Verfahren auf die Bestimmung der Verdaulichkeit der einzelnen Nährstoffe ausgedehnt wurde.

Die Untersuchungen zeigen deutlich, daß die Verdaulichkeit der Rohfaser (wie auch der Zellulose) beim In-vitro-Verfahren deutlich niedriger liegt als im Tierversuch, bei den NFE dagegen erhöht ist.

Dies führt bei Futterstoffen mit hohen NFE- und niedrigen Rohfasergehalten zu höheren Werten, bei Rauhfutterstoffen mit hohen Gehalten an Rohfaser zu niedrigeren Werten als im Tierversuch.

Gewisse Unregelmäßigkeiten ergaben sich bei der Untersuchung von Trockengrüngut, vor allem bei überhitztem Material. Es wurden bei Durchführung von gezielt angelegten Untersuchungen über den Einfluß der Überhitzung z. T. widersprechende Ergebnisse und größere Streuungen der Werte erhalten. Es hat den Anschein, daß die Überhitzung bzw. Übertrocknung je nach der Art

Tabelle 5

Bestimmung der Verdaulichkeit der einzelnen Nährstoffe mittels In-vitro-Verfahren (I)

Rohrglanzgras

Schnitt-zeit	Gehalt an Roh-prot. %	Gehalt an Roh-faser %	Verdaulichkeit in % Methode	OS	Roh-prot.	Roh-fett	Roh-faser	NFE
1.	21,9	27,7	Hammel	71,2	80,2	60,0	75,3	62,2
			in vitro	69,5	84,4	64,2	51,8	68,1
2.	20,5	28,3	Hammel	63,3	75,2	59,7	65,8	54,3
			in vitro	65,4	84,1	76,0	46,8	68,0
3.	13,9	35,9	Hammel	54,9	69,0	52,0	57,0	48,3
			in vitro	52,8	80,7	64,6	43,4	50,3
4.	11,7	37,0	Hammel	48,2	64,6	58,7	47,1	44,3
			in vitro	49,0	80,6	66,9	34,6	51,0
5.	8,9	38,1	Hammel	45,1	58,7	50,2	42,4	43,5
			in vitro	43,3	76,0	77,2	26,3	49,1
Süß-lupine	22,5	28,3	Hammel	75,3	91,2	14,2	46,6	89,2
			in vitro					

bzw. Zusammensetzung des getrockneten Materials sich verschieden auswirken kann.

Hier erscheint zunächst eine gewisse Vorsicht bei Übertragung der Ergebnisse der In-vitro-Untersuchungen im Vergleich zum Tierversuch geboten. Gärfutter- und Grünfutterproben können auch direkt bei guter Zerkleinerung (gemust) zur Untersuchung gebracht werden. Wie bereits gesagt wurde, wird man die Zahl der Parallelansätze auf 4–6 erhöhen. Auch bei Untersuchung von Müllereiprodukten wurden befriedigende Ergebnisse erhalten.

Abschließend kann, wenn naturgemäß noch weitere Einzelfragen geklärt werden müssen, gesagt werden, daß die In-vitro-Bestimmung der Verdaulichkeit als ein wertvolles Verfahren anzusehen ist, das bei Schnelligkeit und Einfachheit der Durchführung eine gute Voraussage der Verdaulichkeit der Futterstoffe gestattet. Im besonderen ist es zur vergleichenden Untersuchung von Grün- und Rauhfutterstoffen geeignet, bei denen eine hohe Temperatureinwirkung bei der Gewinnung nicht gegeben ist. Hier dürfte es einmal für die Zwecke der Futterpflanzenzüchtung gut geeignet sein und ein wichtiges Selektionsmittel für die Verdaulichkeit darstellen. Ähnliches gilt für die Untersuchung des Einflusses der verschiedenen exogenen Faktoren auf die Futterqualität, wie Düngung oder Futterkonservierung. Infolge seiner Einfachheit scheint es geeignet zu sein, durch Untersuchung zahlreicher Varianten den Einfluß dieser Faktoren in wesentlich erweitertem Umfang verfolgen zu können und zu einer Lösung von Fragen zu kommen, die bei dem hohen Aufwand

Tabelle 6

Untersuchung von Trockengrünfutter (TGF)

Futterstoffe	Rohfaser %	Verdaulichkeit (org. S.) Hammel	in vitro	Differenz gegen Tierversuch
Futterroggen	21,8	74,5	76,7	+ 2,2
	24,5	80,1	80,2	+ 0,1
	26,8	70,8	78,8	+ 8,8
	32,6	51,4	53,3	+ 1,9
Grünhafer	24,4	68,2	72,8	+ 4,6
	25,5	62,4	60,0	− 2,4
	31,2	58,8	59,7	+ 0,9
Wiesengras	23,0	59,2	64,3	+ 5,1
	25,5	64,9	70,0	+ 5,1
Rotklee	20,0	67,0	73,6	+ 6,6
	21,0	50,0	53,8	+ 3,8
	26,3	58,8	61,4	+ 2,6
Markstammkohl I	14,9	77,8	87,2	+ 9,4
	16,8	79,2	86,2	+ 7,0
	23,5	66,0	71,4	+ 5,4
Markstammkohl II				
grün, eingefrostet	16,2	80,1	86,7	+ 8,6
TGF	15,6	76,0	89,7	+ 9,7
Zuckerrübenblatt frisch	12,0	78,8	80,5	+ 1,7
TGF	10,0	70,6	80,2	+ 9,6

Tabelle 7

Untersuchung von Silageproben mittels In-vitro-Verfahren

Silo Nr.	Siliergut	Vorbehandlung	Siliertechnik	Verdaulichkeit gefriergetrocknet	frisch gut	verdorben
19		ungewelkt	gut	77,4		
21		1. Welkstufe	gut	75,2		
25		2. Welkstufe	gut	72,6		
	Kleegras					
16		ungewelkt	schlecht	71,3	71,5	
20		1. Welkstufe	schlecht	71,7	71,2	65,6
26		2. Welkstufe	schlecht	70,8	67,3	64,3
25		ungewelkt	gut	58,2		
5		1. Welkstufe	gut	64,2		
	Luzerne					
30		ungewelkt	schlecht	62,1	59,9	52,6
4		1. Welkstufe	schlecht	59,6	53,3	57,5
8		2. Welkstufe	schlecht	55,5	49,8	51,0

des Tierversuches bisher nicht möglich erschien. Dies gilt auch für die Probleme der Silagebereitung, bei der es möglich sein müßte, die Änderungen der Verdaulichkeit bei Silagen von verschiedener Silierqualität (bestimmt durch die Säureanalyse) zu fixieren und damit gesicherte Aussagen über Qualitätsveränderungen zu machen.

Andererseits wird man auch bei Anwendung der In-vitro-Verfahren nicht auf die Durchführung der Tierversuche verzichten können. Diese werden noch immer die Grundlage für die endgültige Bestimmung der Futterqualität und die tabellarische Festlegung der verschiedenen Futterwertkenndaten geben müssen. Aber ihre Zahl wird man in erheblichem Umfang einschränken können.

So werden in Zukunft die In-vitro-Verfahren zur Bestimmung der Verdaulichkeit eine erhebliche Beachtung bei der Qualitätsermittlung der Futterstoffe verdienen.

Literatur

Tilley, J. M. A.; Terry, R. A.: A two-stage technique for the in-vitro-digestion of forage crop. J. Brit. Grassl. Soc. 18, 104 (1963)

Dijkstra, N. D.: Proc. 3rd General Meeting of the European Grassl. Federation 1969, No. 30, S. 267

ANHANG

Arbeitsvorschrift zur Durchführung der In-vitro-Bestimmung der Verdaulichkeit von Futterstoffen

Es wird 1 g Trockensubstanz der feingemahlenen Substanz eingewogen und im Erlenmeyerkölbchen (200 ml) mit einem Pansensaftpuffergemisch von 10 ml Pansensaft und 100 ml Pufferlösung versetzt; der Pansensaft wird den Tieren mit einer Schlundsonde jeweils 2 Std. nach der morgendlichen Fütterung entnommen. Die Pufferlösung entspricht der von Tilley und Terry angegebenen Zusammensetzung. Vor dem Ansatz der Proben wird in die Pufferlösung 2 Std. CO_2 eingeleitet. Dabei gehen die pH-Werte auf 7,2 zurück. Das Kölbchen ist mit einem Wasserverschluß versehen, so daß CO_2 bzw. andere Gärungsgase austreten können, jedoch der Eintritt von Luft verhindert wird.

Es wird am Montag angesetzt; das Kölbchen mit der Substanz und dem Pansensaftpuffergemisch kommt für 48 Std. in einen Thermostaten (t = 38 °C), wobei die Temperatur möglichst genau eingehalten werden muß. In dieser Zeit wird jeweils $3 \times CO_2$ eingeleitet. Nach 2 Tagen wird die Pansensaftpufferlösung abzentrifugiert oder abfiltriert, die Substanz in das Kölbchen zurückgebracht, mit 100 ml Pepsin-HCl-Lösung versetzt und wiederum 2 Tage unter mehrmaligem Umschütteln im Thermostaten stehen gelassen. Der breite Kölbchenboden gestattet einen ungehinderten Zutritt der Verdauungslösung wie auch eine gute Durchmischung beim

Umschütteln. Nach weiteren 36–40 Std. wird der Versuch abgeschlossen; die ungelöste Substanz wird abfiltriert oder abzentrifugiert, getrocknet und zur Bestimmung der Verdaulichkeit der Trockensubstanz gewogen. Anschließend wird verascht und wiederum gewogen. Hieraus ergibt sich die Verdaulichkeit der organischen Substanz.
Es wird bei Routineuntersuchungen mit feingemahlenen, im trockenen Zustand verwendeten Proben mit 3 Parallelansätzen gearbeitet, wobei bei ungestörtem Ablauf der Verdauungsprozesse die Differenzen in den Werten im Bereich von 2 % liegen. Bei feuchten Materialien, z. B. Grünfutter oder Silage, wird im Mixer fein zerkleinert. Hier wird jeweils in Abhängigkeit von der Zerkleinerung mit 4–6 Parallelansätzen gearbeitet.

Zusammensetzung der Pufferlösung:

je 1 l:	$NaHCO_3$	8,5 g
	K_2HPO_4	5,0 g
	NaCl	1,0 g
	$MgSO \cdot 7H_2O$	0,5 g
	$FeSO_4 \cdot 7H_2O$	0,01 g
	$CaCl_2$ (wasserfrei)	0,15 g
	$(NH_4)HPO_4$	1,0 g

Bei proteinarmen Futterstoffen (Proteingehalt <10 %) ist ein Zusatz von 1 % N als Harnstoff (= 21,7 mg Harnstoff je Analyse) nützlich.

Pepsinlösung

je 1 l:		
	Pepsin	2,0 g
	HCl	18,02 g

J. SKULMOWSKI, Pulawy

Vergleichsuntersuchungen zur Weiterentwicklung der Futtermittelanalytik[1]

Im Rahmen umfangreicher Untersuchungen wurden die Bestimmungsmethoden für Pentosane, für Eisen und Kalzium in Futtermitteln überarbeitet, die Bestimmung des Chromtrioxids als Indikator zur Bestimmung der Verdaulichkeit kontrolliert und in der Literatur beschriebene Methoden zur Bestimmung des Nitrat- und Nitritgehaltes in Futtermitteln geprüft und eine der Methoden modifiziert angewandt.

Die in früheren Arbeiten erwähnten Bestimmungsmethoden sind für die Durchführung von Reihenanalysen noch nicht geeignet. Die Methode nach REEVES und MUNRO ist sehr empfindlich und wenig arbeitsaufwendig, aber nur für Material mit geringem Pentosangehalt geeignet. Es wird folgende Methode vorgeschlagen: Die Probe wird einer Acidolyse unterworfen, das aus den Pentosanen entstandene Furfural wird mit Orzinreagenz nach BIAL angefärbt und die Farbintensität spektrophotometrisch gemessen. Die quantitative Reaktion Furfural-Orzin und der Übergang des Farbkomplexes in die Methanolschicht wurde bei einer Temperatur von 70 bis 75 °C durchgeführt, der Extinktionswert bei 610 nm gemessen. Der Einfluß einer Reihe von Sacchariden und deren Abkömmlinge auf den Extinktionswert wurde kontrolliert. Die Ergebnisse sind in der Tabelle 1 zusammengefaßt.

Aus diesen Daten ergibt sich, daß mit Ausnahme von Galaktose und galaktosehaltiger Laktose die untersuchten Saccharosen auf die Steigerung der Pentosangehaltsergebnisse keinen Einfluß ausüben. Der Galaktoseeinfluß beträgt 3,2% des für Xylose erhaltenen Wertes. Er ist also verhältnismäßig niedrig und kann bei geringem Galaktosegehalt der Pflanzen unbeachtet bleiben. Der Einfluß der Askorbinsäure ist verhältnismäßig groß. Während der Vorbereitung der Proben zur Analyse erfolgt wie bei ihrer Zerkleinerung und Trocknung bis zur Massekonstanz ihre Zersetzung, und auf diese Weise wird der Einfluß der Askorbinsäure auf die Ergebnisse stark gemindert.

Die Steigerung der Pentosanbestimmungsergebnisse bei Anwesenheit von Uronsäure und Pektinen ist verhältnismäßig hoch. Bei der Durchführung der Acidolyse mit Mineralsäuren kann der Einfluß dieser Verbindungen nicht vermieden werden.

Aus der Zusammenstellung ergibt sich auch, daß Ribose und Arabinose nicht quantitativ in Furfural übergehen. Die aus ihnen zusammengesetzten Pento-

[1] Gekürzte Fassung der auf der Arbeitstagung vorgelegten Materialien

Tabelle 1

Substanz		Absorption/mg der Verbindung im Vergleich zur Absorption 1 mg Xylose = 100%
Pentosane	Xylose	100
	Ribose	83,3
	Arabinose	81,6
Desoxyhexosen	Fukose	0
	Rhamnose	0
Aldohexosen	Glukose	0
	Mannose	0
	Galaktose	3,2
Ketohexosen	Fruktose	0
	Sorbose	0
Abkömmlinge	Mannitol	0
	Inositol	0
	Galakturonsäure	24,0
	Pektine	18,5
	Askorbinsäure	68,0
Disaccharide	Maltose	0
	Saccharose	0
	Laktose	1,3
	Trehalose	0
Trisaccharide	Raffinose	0
Polysaccharide	Stärke	0
	Zellulose	0
	Glykogen	0

sane oder andere Polymere treten im Vergleich zu Xylonen in den Pflanzen jedoch in geringen Mengen auf.

Nach der beschriebenen Methode wurden Pentosanbestimmungen in 10 verschiedenen Futterstoffen durchgeführt. Gleichzeitig wurden die Proben auch nach den Methoden von JAYME und SARTEN und TOLLENS untersucht.

Die ermittelten Pentosanwerte sind als Mittelwerte aus 6 Bestimmungen zusammengestellt (Tab. 2).

Die erhaltenen Ergebnisse weichen nur wenig von den nach den anderen genannten Methoden erhaltenen Pentosanwerten ab und liegen in ihrem Streuungsbereich.

Zwecks Bestimmung der Genauigkeit dieser Methode wurden Pentosane im Wiesenheu und in mit bekannten Xylosemengen angereichertem Heu bestimmt. Die Ergebnisse sind der Tabelle 3 zu entnehmen.

Durch den einfachen Analysenvorgang und die hohe Echtheit des ausgebildeten Farbkomplexes bei nicht zu hoher Empfindlichkeit (molarer Absorptionskoeffizient des Komplexes = 1400) ist diese Methode für Reihenanalysen sehr gut geeignet.

Tabelle 2

Futterart	Methode nach Jayme und Sarten	Methode nach Tollens	neubearbeitete Methode
	Angaben in % der Trockensubstanz		
Wiesenheu	16,94	16,31	16,25
Klee	10,46	11,23	10,80
Luzerne	12,68	13,52	13,40
Weizenstroh	24,82	24,14	23,85
Weizenkleie	16,60	17,58	17,00
Hafer	9,04	8,16	8,25
Gerste	4,86	5,37	5,10
Rüben	4,30	4,51	4,35
Kartoffeln	0,88	0,96	0,90
Kuchen	8,44	9,13	8,40

Tabelle 3

ermittelt mg Pentosane in 100 mg	Xylose-zusatz mg	ermittelt insgesamt mg	wiedergefunden mg
	5,0	21,3	5,1
	5,0	21,0	4,8
16,2	5,0	20,8	4,6
	5,0	21,1	4,9
	5,0	21,2	5,0
	5,0	21,3	5,1
	10,0	25,8	9,6
	10,0	26,1	9,9
	10,0	26,1	9,9
16,2	10,0	25,8	9,6
	10,0	26,0	9,8
	10,0	25,9	9,7
	15,0	30,9	14,7
	15,0	30,8	14,6
	15,0	31,0	14,8
16,2	15,0	30,7	14,5
	15,0	31,1	14,9
	15,0	31,3	15,1

Standardabweichung $s_{\bar{x}} = 0,2$

In den folgenden Abschnitten werden verschiedene Bestimmungsmethoden von Ca, Mg und Fe in Futtermitteln kurz beschrieben und bezüglich ihrer Eignung für Reihenuntersuchungen verglichen.

Methode nach J. DOČEKAL

Zuerst wird nach dieser Methode die Summe Ca und Mg aus der Aschesalzlösung komplexometrisch mit DDTK-Na (Natriumdiäthyldithiokarbamat) bestimmt, anschließend wird das Ca flammenphotometrisch bestimmt und danach das Mg berechnet.
Bei der DOČEKAL-Methode treten im Extraktionsprozeß vor der Bestimmung der Ca- und Mg-Summe verhältnismäßig hohe Verluste der zu bestimmenden Elemente auf (Tab. 4).

Tabelle 4

Ca			Mg		
zugesetzt mg	ermittelt mg	Verlust %	zugesetzt mg	ermittelt mg	Verlust %
5,0	4,68	6,4	2,0	1,66	17,0
10,0	9,30	7,0	5,0	4,32	13,6
20,0	18,50	7,5	10,0	9,32	6,8
30,0	27,14	9,5	15,0	14,22	5,2
40,0	35,12	12,2	20,0	18,80	6,0

Da die Mg-Menge durch Subtraktion des Ca-Wertes von der bestimmten Summe Ca + Mg berechnet wird, wobei das Ca in einer gesonderten Probe mit Hilfe des Flammenphotometers bestimmt wird, fällt der gesamte Verlustwert dem Mg zu. Bei geringerem Gehalt des Mg im Verhältnis zu Ca wird dadurch ein großer Bestimmungsfehler verursacht.
Die hohen Fehler bei der Extraktion, die zusätzliche Verwendung des Flammenphotometers und der hohe Arbeitsaufwand machen diese Methode für Reihenanalysen untauglich.

Bestimmungsmethode nach KAC-KACAS und CHOJNACKI (Roczniki Nauk Rolniczych 88–A–1, 1963)

Das Prinzip der Methode beruht auf der komplexometrischen Bestimmung von Ca und Mg mit Versenat. Besonders sorgfältig muß die Aschesalzlösung zur Ca- und Mg-Bestimmung vorbereitet werden. Es können bei unterschiedlichen pH-Werten und unter Benutzung verschiedener Indikatoren Ca und Mg sowohl nacheinander als auch als Summe bestimmt werden. Tabelle 5 enthält die Ergebnisse.

Klassische (vereinfachte) Methode [Kraftfutter 49 (1966), S. 78]

Diese bekannte Methode beruht auf der manganometrischen Bestimmung des Ca und der gravimetrischen Bestimmung des Mg. Es wurden folgende Ergebnisse erhalten (Tab. 6).

Tabelle 5

Anzahl der Messungen	mg Ca ermittelt in 1 g Futter	mg Ca zugesetzt	mg Ca insgesamt ermittelt	mg Ca wiedergefunden	Fehler-%
5	17,94	5,00	22,75	4,81	3,8
6	17,94	10,00	27,69	9,76	2,4
6	17,94	15,00	32,74	14,80	1,3
6	17,94	20,00	37,67	19,73	1,3
6	17,94	25,00	42,69	24,75	1,0

Anzahl der Messungen	mg Mg ermittelt in 1 g Futter	mg Mg zugesetzt	mg Mg insgesamt ermittelt	mg Mg wiedergefunden	Fehler-%
6	9,11	4,0	13,05	3,94	1,5
5	9,11	6,0	14,93	5,82	3,0
4	9,11	8,0	16,91	7,80	2,5
5	9,11	9,0	17,97	8,86	2,6
5	9,11	10,0	18,94	9,83	1,7

Die Methode ist gut, wenig zeitaufwendig und genügend genau.

Tabelle 6

Anzahl der Messungen	mg Ca ermittelt in 1 g Futter	mg Ca zugesetzt	mg Ca insgesamt ermittelt	mg Ca wiedergefunden	Fehler-%
12	18,37	5,00	23,33	4,96	– 0,8
12	18,37	10,00	28,34	9,97	– 0,3
12	18,37	15,00	33,25	14,88	– 0,8
12	18,37	20,00	38,26	19,99	– 0,05
12	18,37	25,00	43,27	24,90	– 0,4
	mg Mg ermittelt in 1 g Futter				
12	8,91	4,00	12,86	3,95	– 1,2
10	8,91	6,00	14,85	5,94	– 1,0
12	8,91	8,00	16,81	7,90	– 0,3
10	8,91	9,00	17,76	8,85	– 1,7
12	8,91	10,00	18,83	9,92	– 0,8

Die klassische Methode der volumetrischen Bestimmung des Ca ist durch ihre Einfachheit und Genauigkeit den oben beschriebenen Methoden überlegen. Die gravimetrische Bestimmung des Mg im Filtrat verlängert und kompliziert die Analyse beider Elemente, jedoch wird bei dem beschriebenen Verfahren unter Verwendung entsprechender Filtriergeräte (Glasfiltertiegel G–4 und Filter A–2) ein Minimum von Handhabungen erreicht, was Reihenbestimmungen durchzuführen erlaubt.

Die Bestimmung des Fe im Futter wurde nach drei kolorimetrischen Methoden durchgeführt:

1. mit 2,2' – Dipyridyl nach Piper (Soil and Plant Analysis, New York, 1950)
2. mit CNS nach W. W. Kowalski und A. O. Gołołobow (Metody opred. Mikroelemt. w. poczwach, Wachsnil, 1959)
3. mit 1,10 – Phenanthrolin [Kraftfutter 49 (1966), S. 78, Neue Verbandsmethoden für Futtermitteluntersuchung]

Die Testung der Methoden ergab folgende Ergebnisse (Tab. 7).

Tabelle 7

Anzahl der Messungen	mg Fe im Futter ermittelt	mg Fe zugesetzt	mg Fe insgesamt ermittelt	mg Fe wiedergefunden	Fehler-%
Bestimmung des Eisens im Futter nach 1:					
6	37,0	10,0	46,2	9,2	8,0
6	37,0	20,0	56,2	19,2	4,0
6	37,0	30,0	65,0	28,0	6,7
6	37,0	40,0	74,5	37,5	6,3
6	37,0	50,0	83,9	46,9	6,2
Bestimmung des Eisens im Futter nach 2:					
6	38,0	10	48,3	10,3	3,0
6	38,0	20	57,8	19,8	1,0
6	38,0	30	66,9	28,9	3,7
6	38,0	40	76,4	38,4	4,0
6	38,0	50	85,8	47,8	4,5
Bestimmung des Eisens im Futter nach 3:					
6	40,5	10,0	50,1	9,6	4,0
6	40,5	20,0	61,3	20,8	4,0
6	40,5	30,0	71,0	30,5	1,6
6	40,5	40,0	81,5	41,0	2,5
6	40,5	50,0	91,5	51,0	2,0

Zur Beurteilung aller Bestimmungsmethoden des Eisens kann folgendes gesagt werden:

Die Bestimmungsmethode des Fe mit Rhodanid ist wegen geringer Beständigkeit der gebildeten Verbindung $Fe(CNS)_3$ für Reihenanalysen am wenigsten geeignet. Die Absorptionsmessung soll spätestens 2–3 Minuten nach Zusatz des KCNS durchgeführt werden. Trotz dieser Nachteile wurden nach dieser Methode geringere Fehlerwerte als nach der Methode mit 2,2'–Dipyridyl ermittelt.

Von den drei geprüften Methoden hatte sich die mit O-Phenanthrolin als empfindlichste und genaueste Methode bewährt. Es zeugen davon der höchste molare Absorptionskoeffizient des Komplexes Fe mit Phenanthrolin, die

niedrigsten Fehlerwerte wie auch die höchste Reproduzierbaikeit von Analysenresultaten.
Bei dieser Methode ist der Gebrauch von Hydrochinon zum Reduzieren der Fe^{+++} an Stelle des allgemein verwendeten Hydroxylamins zu unterstreichen. Es wurde durch Versuche bestätigt, daß Hydrochinon eine sofortige Reaktion bewirkt, was bei Hydroxylamin nicht zu beobachten war. Bei Verwendung von Hydroxylamin hatte man auch so hoch reproduzierbare Ergebnisse nicht bekommen.
Durch die sehr hohe Beständigkeit des gebildeten Komplexes werden die positiven Merkmale ergänzt und ihre Eignung für Reihenanalysen bestätigt.

Cr_2O_3 – Bestimmung in Futtermitteln

Die quantitative Bestimmung des Cr_2O_3 in Futtermitteln und im Kot war das weitere Thema, mit dem wir uns befaßt haben. Es wurden Methoden verglichen, bei denen Cr^{3+} zu Chromat oxydiert wurde:
1. Verschmelzung der Futter- oder Kotprobe mit einer Mischung von KNO_3 und Na_2CO_3 nach der Methode nach G. B. Brisson
2. Mineralisierung der Probe in Salpetersäure bei Zusatz von 70%iger Perchlorsäure nach der Methode von Fumiko T. Kimura und V. L. Miller. Das auf diese Weise erzeugte Dichromat wird spektrophotometrisch bestimmt und mit der Eichkurve verglichen.
Die Methode nach Fumiko T. Kimura und V. L. Miller ist sehr genau, schnell und für die breite Praxis geeignet.

Tabelle 8

Bestimmung des Standards

Methode nach Kimura und Miller			Methode nach Brisson		
gegeben mg	ermittelt mg	Fehler %	gegeben mg	ermittelt mg	Fehler %
3,0	3,05	+ 1,7	10,0	9,9	– 1,0
3,50	3,56	+ 1,7	15,0	14,8	– 1,3
4,0	4,10	+ 2,5	20,0	19,8	– 1,0
4,5	4,44	– 1,3	25,0	24,4	– 2,4
5,0	5,02	+ 0,4	30,0	29,6	– 1,3
5,5	5,60	+ 1,8	35,0	34,0	– 2,9
6,0	5,88	– 2,0	40,0	38,8	– 3,0
6,5	6,6	+ 1,5			
7,0	7,11	+ 1,6			
7,5	7,52	+ 0,3			
8,0	8,09	+ 1,1			

Bestimmung des Cr_2O_3

Methode nach Kimura und Miller				Methode nach Brisson			
ermittelt in 1 g Kot mg	zugesetzt mg	wieder-gefunden mg	Fehler %	ermittelt in 1 g Kot mg	zugesetzt mg	wieder-gefunden mg	Fehler %
3,60	0,48	0,50	+ 4,2	18,5	3,1	3,3	+ 6,4
	1,14	1,18	+ 3,5		5,3	5,1	– 3,8
	1,50	1,46	– 2,7		7,8	8,1	+ 3,8
	1,85	1,90	+ 2,7		10,0	10,1	+ 1,0
	2,64	2,56	– 3,0		14,6	15,0	+ 2,7
	3,38	3,44	+ 1,8		21,2	21,8	+ 2,9
	3,85	4,00	+ 4,0				
	4,18	4,28	+ 2,4				

Bestimmung von Nitrat und Nitrit im Futter

Zur Bestimmung der Nitrate und Nitrite im Futter wurden folgende Methoden geprüft:

1. Nach C. M. Johnson und A. Ulrich (Anal. Chem. 22, Nr. 12)
2. Nach E. Menart [Arch. Exper. Vet. Med. 21 (1967), S. 1191–94]
3. Nach E. D. Schall und D. W. Hatcher (J. of A. O. A. C 51 (1968), S. 763)

Die beiden erstgenannten Methoden ergaben positive Resultate, wenn sie bei Standardlösungen geprüft wurden. Schwierigleiten traten bei Wasserauszügen von Futtermitteln auf, bei denen die störenden Farbsubstanzen nicht beseitigt werden konnten. Man konnte auch nicht die Nitratmengen bestimmen, die dem Extrakt zugesetzt wurden. Der Bestimmungsfehler stieg bis 80% an.

Die dritte kolorimetrische Methode zur Bestimmung der Nitrate und Nitrite besteht in der Extraktion von Nitraten und Nitriten mit einer Salzlösung ($CdCl_2$ und $BaCl_2$), wodurch Fällung löslicher Eiweiße und die Reinigung des Extraktes erfolgten. Die gereinigte Lösung wird durch eine Säule mit metallischem Kadmium zur Reduzierung der Nitrate zu Nitriten gegeben; die Nitrite werden kolorimetrisch bestimmt.

Nach diesem Untersuchungsgang wird in einer Extraktprobe der Nitrat- und Nitritstickstoff und in der anderen der Nitritstickstoff bestimmt. Nitratstickstoff wird aus der Differenz zwischen beiden Bestimmungen errechnet.

Die Testergebnisse der Methode sind der Tabelle 9 zu entnehmen.

Aus den experimentell gewonnenen Daten ergibt sich, daß nach der Methode zugesetzte Nitrite und Nitrate bei befriedigender Genauigkeit wiedergefunden wurden; und zwar Nitrat-N im Mittel zu 103,3% und Nitrit-N im Mittel zu 96,7%.

Tabelle 9

N-Gehalte in 1 g Futter NO_2 mg	NO_3 mg	zugesetzt N NO_2 mg	NO_3 mg	N wiedergefunden NO_2 mg	NO_3 mg	N wiedergefunden in % NO_2	NO_3
		81,25	120,0	73,76	131,76	90,78	109,8
		81,25	120,0	77,92	128,64	95,90	107,0
		81,25	120,0	80,00	127,14	98,46	105,95
		121,87	180,0	123,30	196,05	101,17	108,91
—	809,6	121,87	240,0	118,81	249,6	97,6	104,0
		121,87	240,0	117,06	234,13	87,06	97,5
		162,50	240,0	162,08	236,05	99,74	98,64
		162,56	360,0	149,59	364,03	92,06	101,12
		162,50	360,0	160,0	350,72	98,46	97,42

Die Ergebnisse lassen folgende Schlußfolgerung zu:

1. Die vorgeschlagene Bestimmungsmethode der Nitrite und Nitrate in Futterarten bringt befriedigende Ergebnisse, der Fehler beträgt durchschnittlich -5% für Nitrit-N und $+3\%$ für Nitrat-N.

2. Die Methode erfordert zwei Berichtigungen:
Es sind entsprechend niedrige Einwaagen von Proben (0–0,5 g) und ein reichliches Nachwaschen des durch Behandlung mit 2,5 N NaOH gefällten Niederschlages mit Wasser nötig.

3. Nach der beschriebenen Methode kann Nitrat-Nitrit-N in den Grenzen von 0–15 mg bestimmt werden. Die Empfindlichkeit der Methode ist sehr hoch (der Koeffizient der molaren Extinktion beträgt 28744), und deswegen sind die Ergebnisse nach dieser Methode von einer hohen Ausführungspräzision wie auch von der exakten Einhaltung des Untersuchungsganges abhängig.

Zusammenfassung

Im Rahmen der vorliegenden Arbeit wurden umfangreiche vergleichende Untersuchungen zur Bestimmung verschiedener Futterinhaltsstoffe durchgeführt. Folgende Methoden wurden geprüft:

Pentosanbestimmung nach: Jayme und Sarten
Tollens
Acidolysen-Methode.

Ca- und Mg-Bestimmung nach: Dočekal
Kac-Kacas
der klassischen Methode

Fe-Bestimmung nach:	Piper
	Kowalski und Gołołobow
	Mit 1,10–Phenanthrolin
Cr_2O_3-Bestimmung nach:	Kimura und Miller
	Brisson
Nitrat- u. Nitrit-bestimmung nach:	Johnson und Ulrich
	Menart
	Schall und Hacher

Die nach den verschiedenen Methoden erhaltenen Ergebnisse werden kritisch betrachtet und die Bestimmungsmethoden bezüglich ihrer Eignung für Routineuntersuchungen beurteilt.

B. Hoffmann, K. Nehring und P. Zwierz, Rostock

Weiterentwicklung der Futtermittelanalytik unter besonderer Berücksichtigung der Bestimmung der löslichen Kohlenhydrate

In den vergangenen Jahren wurden im Oskar-Kellner-Institut Arbeiten zur Verbesserung der Futtermitteluntersuchung durchgeführt, die das Ziel verfolgten, die Aussagekraft der Analytik zu erhöhen und gleichzeitig Methoden zu erarbeiten, die für Routineuntersuchungen geeignet sind.
Über eine Reihe von Ergebnissen dieser Arbeiten wurde auf der vergangenen Sitzung der Arbeitsgemeinschaft in Moskau 1968 berichtet. Ein besonderer Schwerpunkt dieser Darlegungen war die Ausarbeitung einer neuen Methode zur Bestimmung des Gehaltes an löslichen Kohlenhydraten. Im Protokoll der Sitzung wurde festgelegt, daß in den verschiedenen Instituten Untersuchungen nach der dazu vorgeschlagenen Methode durchgeführt werden sollten. Ergebnisse über derartige Untersuchungen sind uns nicht zugegangen, so daß wir heute nicht in der Lage sind, über die geplanten Vergleichsuntersuchungen zu berichten. Anstelle dessen möchten wir hierzu über die bei der Anwendung dieser Methode in verschiedenen Einrichtungen der DDR gewonnenen Erfahrungen Ausführungen machen.
Nach 8tägiger Einarbeitungszeit bei uns im Institut wird diese Methode ohne besondere Schwierigkeit in der Zentralstelle für Futtermittelprüfung und Fütterung in Halle-Lettin und an der Sektion Pflanzenproduktion der Universität Halle angewendet. Bei der Einarbeitung zeigte sich, daß auf folgende Punkte besonders zu achten ist:

1. Das Anthronreagenz weist nicht immer eine gleichmäßige Reinheit auf. Es sind deshalb unbedingt bei jedem Ansatz Blindwerte zu machen.
2. Das angesetzte Anthronreagenz ist auch bei Einhaltung der vorgeschriebenen Bedingungen (Zusatz von Thioharnstoff zur Stabilisierung, Aufbewahrung in dunklen Flaschen im Kühlschrank) nicht länger als eine Woche haltbar.
3. Bei jedem Ansatz sind zur Überprüfung der Eichkurve Testlösungen anzusetzen.
4. Bei stärkereichen Produkten (Körner, Samen) ist die Anzahl der Extraktionsvorgänge mit Perchlorsäure gegenüber den ursprünglichen Angaben in der Methodik zu verdoppeln.

Bei Beachtung dieser Hinweise ist die Methodik ohne besondere Schwierigkeiten durchführbar. Es wird daher der Arbeitsgemeinschaft nochmals empfohlen, diese Methode in den verschiedenen Instituten zu überprüfen. Auch ist eine Beteiligung an einer entsprechenden Enquete wünschenswert, die von unserem Institut organisiert werden kann. Wir bitten, in der Diskussion hierzu Stellung zu nehmen.

In den weiteren Ausführungen auf der vergangenen Sitzung der Arbeitsgemeinschaft in Moskau wurden die Möglichkeiten der Abänderung der WEENDER-Futtermittelanalyse aufgezeigt. In der Zwischenzeit wurden durch weitere Untersuchungen diese Vorstellungen von uns weiter konkretisiert. In den folgenden Ausführungen sollen unsere derzeitigen Vorstellungen über die generelle Änderung der Futtermitteluntersuchung zur Diskussion gestellt werden.

Die Änderungsvorschläge beziehen sich in erster Linie auf die Erfassung der Kohlenhydratfraktion. Dazu sind einige Vorbemerkungen erforderlich. Bei den Untersuchungen über die Zusammensetzung der Kohlenhydratfraktion zeichnen sich folgende Gruppen ab:

1. Die Gruppe der leichtlöslichen und leichthydrolisierbaren Kohlenhydrate.

Das ist die Gruppe, in der die hochverdaulichen Kohlenhydrate erfaßt werden und die sich im wesentlichen zusammensetzt aus Glukose, Fruktose, Fruktosanen, Disacchariden und Stärke.

2. Die Gruppe der schwerhydrolisierbaren Kohlenhydrate.

Dazu werden folgende Inhaltsstoffe gerechnet:

2.1. Das Lignin, die inkrustierende Substanz als der schwerverdauliche Inhaltsstoff in den Futtermitteln

2.2. Die Zellulose mit einer Verdaulichkeit von durchschnittlich 70–80% bei Wiederkäuern

2.3. Die sonstigen schwerhydrolisierbaren Kohlenhydrate, die ebenfalls eine Verdaulichkeit von durchschnittlich 70–80% bei Wiederkäuern aufweisen und deren Grundbausteine im wesentlichen Xylose, Galaktose, Arabinose und Ribose sind. Zu dieser Gruppe gehören auch die Pektine und Uronsäuren.

Diese Gruppen unterscheiden sich auf Grund ihres Verhaltens im tierischen Organismus, es sind einheitlich zusammengesetzte Fraktionen, die sich auch bei der analytischen Bestimmung gut abgrenzen lassen.

Durch umfangreiche Arbeiten an unserem Institut wurden Analysenverfahren zur Bestimmung der wichtigsten Inhaltsstoffe der Kohlenhydratfraktion erarbeitet.

1. Zur Bestimmung des Gehaltes an löslichen Kohlenhydraten wurde bereits eine Methode angegeben, auf die im 1. Teil der Ausführungen eingegangen wurde.

2. Zur Bestimmung des Ligningehaltes wurde eine Analysenvorschrift auf der Grundlage der von VAN SOEST angegebenen Methode mit Hilfe von Detergentien erarbeitet. Die Analysenvorschrift ist in der Anlage beigefügt.

3. Des weiteren wurde die Methode zur Bestimmung des Gehaltes an Rohzellulose überprüft und eine Variante des Bestimmungsverfahrens erarbeitet, mit deren Hilfe eine weitgehend reine Zellulosefraktion erhalten wird.

Mit der Erarbeitung dieser Analysenvorschriften wurde eine wesentliche Voraussetzung für eine Veränderung des bisherigen Prinzips der Futtermitteluntersuchung geschaffen.

An eine dem heutigen Erkenntnisstand entsprechende Futtermitteluntersuchung sind folgende Bedingungen zu stellen:

1. Durch die verschiedenen Untersuchungsverfahren der Futtermittelanalyse müssen die sich im Tierkörper gleich verhaltenden Inhaltsstoffe in Gruppen zusammengefaßt werden. Besonders wichtige und den Futterwert maßgeblich beeinflussende Inhaltsstoffe sollten direkt erfaßt werden.
2. Die Kenntnis des Gehaltes an bestimmten Inhaltsstoffen muß die Möglichkeit geben, den energetischen Futterwert der Futterstoffe möglichst genau vorherzusagen.
3. Die Erfassung von bestimmten Kenndaten durch die Futtermitteluntersuchung soll die Möglichkeit eröffnen, Aussagen über den rationellen Einsatz der einzelnen Futtermittel in Rationen, über den Ablauf bestimmter pansenphysiologischer Vorgänge und über den Verlauf von Konservierungsvorgängen zu machen.
4. Die vorgeschlagenen Methoden müssen die Möglichkeit einer Vereinheitlichung und Standardisierung und damit verbunden eine Erhöhung der Sicherheit bei den erzielten Werten garantieren.

In den folgenden Ausführungen soll auf die Möglichkeiten eingegangen werden, wie die genannten Bedingungen erfüllt werden können.

Zu 1. Durch die Rohfaser- und NFE-Bestimmung werden die Kohlenhydrate willkürlich in Gruppen unterteilt, ungeachtet ihres unterschiedlichen Verhaltens im tierischen Organismus. Bedingt durch den hohen Arbeitsaufwand ist auch die Gerüstsubstanzanalyse nicht voll befriedigend. Außerdem werden in der Gruppe der Restkohlenhydrate nicht ausschließlich die höchstverdaulichen Kohlenhydrate erfaßt. Die genannte Forderung wird durch Bestimmung des Gehaltes an löslichen Kohlenhydraten und an Lignin voll erfüllt. Dabei werden die wichtigsten Inhaltsstoffe der Kohlenhydratfraktion, d. h. die höchstverdaulichen Inhaltsstoffe, die löslichen Kohlenhydrate, und die schwerstverdaulichen Inhaltsstoffe, das Lignin, direkt bestimmt und die verbleibenden Inhaltsstoffe in einer gemeinsamen Restgruppe, genannt „Restfaser", erfaßt. In der Restfaser sind die Zellulose und die restlichen schwerhydrolisierbaren Kohlenhydrate, meist als Hemizellulosen bezeichnet, zusammengefaßt, d. h. Inhaltsstoffe, die sich durch eine annähernd gleiche Verdaulichkeit auszeichnen. Zur Erläuterung sollen nachfolgend die Ergebnisse eines Wiesengrasversuches angeführt werden.

Es zeigt sich hierbei, daß sich die Verdaulichkeit der Rohfaser und N-freien Extraktstoffe, aber auch der Rohzellulose und Restkohlenhydrate mit fortschreitender Vegetation verändert, gleichbleibend ist die Verdaulichkeit der löslichen Kohlenhydrate und annähernd die des Lignins. Dabei ist die Gruppe der löslichen Kohlenhydrate immer annähernd zu 100% verdaulich, die des Lignins maximal zu 16%. Es werden somit die Inhaltsstoffe direkt erfaßt, die einmal vollverdaulich sind, zum anderen die praktisch unverdaulich sind.

Zu 2. Die wichtigste Forderung an die Futtermittelanalytik besteht darin, mit Hilfe der ermittelten Kenndaten die Verdaulichkeit bzw. den Futter-

Tabelle 1

Die Erfassung der N-freien Substanzen im Wiesengras nach verschiedenen Analysengängen (außer Fett)

		Weender-Verfahren		Gerüstsubstanzanalyse				Trennungsschema (a)		Trennungsschema (b)		
Futtermittel	org. Subst.	Rohfaser	NFE	Zellulose	Lignin	Pentosane	RKH	lösl. GKH	Faserstoffe	lösl. GKH	Lignin	Restfaser
1. Schnittzeit												
Gehalt		24,72	48,21	25,63	7,53	17,04	22,73	19,54	53,39	19,54	7,53	45,86
VC	70,0	73,6	70,1	70,9	15,4	65,4	95,0	99,8	60,9	99,8	15,4	68,3
2. Schnittzeit												
Gehalt		27,10	50,93	27,97	8,56	16,79	24,71	17,63	60,40	17,63	8,56	51,84
VC	67,9	68,3	69,5	68,0	16,0	65,6	90,4	99,8	60,1	99,8	16,0	67,4
3. Schnittzeit												
Gehalt		31,03	48,37	31,20	10,69	18,11	19,40	16,84	62,56	16,84	10,69	51,87
VC	59,2	63,0	58,7	63,2	8,0	57,1	89,1	99,8	50,2	99,8	8,0	59,9

wert möglichst genau vorherzusagen. Diese Forderung ist besonders für die Untersuchung von Futtermitteln für die praktische Landwirtschaft wichtig, da erst dadurch die Möglichkeit gegeben ist, den Futterwert schnell zu ermitteln und damit verbunden die Futterstoffe entsprechend dem Nährwert in den Futterrationen einzusetzen.
Zur Erfüllung dieser Forderungen wurden für die Beziehungen von verschiedenen in den Futtermitteln bestimmten Kriterien zum Energetischen Futterwert (EFr) Regressionsgleichungen berechnet. Es wurde dabei auf folgende Kriterien zurückgegriffen:

Lignin
Rohfaser
Restfaser.

Als Beispiel sollen die Regressionskoeffizienten und die Standardabweichungen der errechneten Beziehungen bei verschiedenen Futterstoffen in der folgenden Tabelle angegeben werden (Tab. 2).
Anhand der Regressionskoeffizienten und der Standardabweichungen wird offensichtlich, daß sich in der Regel vom Ligningehalt die engsten Beziehungen zum Futterwert ergeben. Es zeigt sich darüber hinaus auch, daß die Gleichungen für verschiedene Grünfutterstoffe gleicher botanischer Herkunft annähernd gleich sind, so daß mit einer Gleichung gerechnet werden kann.
Zu 3. Die durch die Futtermitteluntersuchung ermittelten Kenndaten müssen weiterhin die Möglichkeit eröffnen, Aussagen über pansenphysiologische Vorgänge nach Verfütterung der Futterstoffe und über den Ablauf von Konservierungsfragen zu machen. Dazu wird die wichtige Gruppe der löslichen Kohlenhydrate direkt bestimmt. Zum anderen ist es notwendig, für den Einsatz der Futterstoffe in der Ration einen Kennwert zur Einschätzung der Struktur zu haben. Hierfür wird noch ausschließlich auf den Rohfasergehalt zurückgegriffen. Ebenso können aber auch andere Kriterien herangezogen werden, z. B. Ligningehalt, Restfasergehalt oder Rohzellulosegehalt. Eine Auswahl kann durch direkte Festlegung erfolgen. Wir würden auf Grund unserer bisherigen Ergebnisse dafür den Gehalt an Restfaser vorschlagen.
Zu 4. Die vorzuschlagenden Methoden müssen einfach in der Durchführung sein, standardisierbar sein, und die damit erzielten Werte müssen eine hohe Sicherheit aufweisen. Die Rohfaserbestimmung gibt diese Möglichkeit nicht. Dagegen sind die vorgeschlagenen Methoden zur Bestimmung des Gehaltes an löslichen Kohlenhydraten und Lignin einfach in der Durchführung; es sind ausgesprochene Methoden für die Routineuntersuchung, sie lassen sich standardisieren, und die damit erzielten Werte sind gut reproduzierbar.
Unter Berücksichtigung der genannten Bedingungen und aufbauend auf den bisher erzielten Untersuchungsergebnissen, erzielt an Proben der Gruppe der Grünfutterstoffe und deren Konservaten, wird folgender Vorschlag zur Veränderung des Trennungsganges unterbreitet (s. Tab. 3).
Anstelle des Rohfasergehaltes und des NFE-Gehaltes wird der Gehalt an Lignin und an löslichen Kohlenhydraten bestimmt, und die restlichen Inhalts-

Tabelle 2

Korrelationskoeffizienten und Standardabweichungen der Beziehungen von EFr-Gehalt und Gehalt an Lignin, Rohfaser und Restfaser

Futtermittel	n	Lignin r	Lignin s	Rohfaser r	Rohfaser s	Restfaser r	Restfaser s
Rotklee	8	– 0,904	± 22,2	– 0,979	± 10,7	– 0,978	± 10,9
Luzerne	7	– 0,959	± 12,4	– 0,952	± 12,8	– 0,939	± 14,5
Legominosen zusammen	15	– 0,834	± 27,8	– 0,929	± 18,3	–	–
Weidegras	15	– 0,984	± 11,3	– 0,734	± 42,9	– 0,913	± 25,8
Grünroggen	36	– 0,935	± 14,5	– 0,920	± 15,9	– 0,804	± 24,2
Grünweizen	20	– 0,923	± 20,4	– 0,825	± 30,1	– 0,765	± 34,3
Grünhafer	19	– 0,958	± 16,1	– 0,825	± 31,8	– 0,739	± 38,0
Grüngetreide zusammen	75	– 0,925	± 16,7	– 0,904	± 18,5	–	–

Tabelle 3

Trennungsschema bei der Futtermittelanalyse

WEENDER-Analyse:	Rohasche	Rohprotein	Rohfett	Rohfaser		NFE
Vorschlag eines: neuen Trennungsganges	Rohasche	Rohprotein	Rohfett	lösliche Kohlenhydrate	Lignin	Restfaser

stoffe der Kohlenhydratfraktion werden in der neuen Restgruppe, die als „Restfaser" bezeichnet werden soll, erfaßt. Dieser Vorschlag bietet folgende Vorteile gegenüber dem WEENDER-Prinzip:

1. Durch den neuen Analysengang wird die Gruppe der Kohlenhydrate in den Futtermitteln nicht willkürlich getrennt, sondern die Auftrennung erfolgt in Gruppen, entsprechend ihrem chemischen Charakter und ihrem Verhalten im tierischen Organismus. Dabei werden die beiden wichtigen Gruppen an Inhaltsstoffen, das Lignin und die löslichen Kohlenhydrate, direkt bestimmt. Damit wird die Aussagekraft der Untersuchungen wesentlich erhöht.
2. Die konventionelle Rohfaserbestimmungsmethode wird durch exaktere Analysenverfahren ersetzt.
3. Die Bestimmung der restlichen Rohnährstoffe bleibt unverändert.

Die bisherigen Ergebnisse beziehen sich nahezu ausschließlich auf Untersuchungen an Grünfutterstoffen und deren Konservaten mit Wiederkäuern. Es ist deshalb unbedingt erforderlich, diese Untersuchungen auf Futtermittel anderer Futtermittelgruppen und an anderen Tierarten (Schwein, Geflügel) auszudehnen. Um möglichst schnell diese umfangreichen Arbeiten bewältigen zu können und die vorgeschlagene Methode in der chemischen Untersuchung der Futtermittel wirksam werden zu lassen, wird eine internationale Zusammenarbeit vorgeschlagen.

Hierzu bietet sich einmal an, auch auf das Material aus Verdauungsversuchen, das in allen Versuchsstationen bei anderen Versuchsanstellungen mit anfällt, zurückzugreifen. Es wird vorgeschlagen, daß bei möglichst allen Verdauungsversuchen mit gezielt ausgerichtetem Untersuchungsmaterial, durchgeführt an Rindern, Schafen, Schweinen und Geflügel, in den Futtermitteln und Koten die Bestimmung des Gehaltes an Lignin und löslichen Kohlenhydraten zusätzlich mit aufgenommen wird. Damit wird es möglich sein, dieses Untersuchungsmaterial mit für die Fragestellung zu nutzen. Besonderer Wert wird auf folgende Futtermittel gelegt:

1. Grünfutterstoffe und deren Konservate (mit verschiedenen Schnitterminen und Düngungsvarianten)
2. Körner, Früchte, Samen
3. Hackfrüchte
4. Industriell hergestellte Nebenprodukte der ölverarbeitenden Industrie, der Müllerei, der Stärkeindustrie, der Zuckerindustrie und des Gärungsgewerbes.

Wir bitten die beteiligten Länder, bis März 1971 mitzuteilen, mit welchen Futtermitteln entsprechende Untersuchungen durchgeführt werden können, damit darauf aufbauend ein genauer Versuchsplan aufgestellt werden kann. Über die Ergebnisse dieser Arbeiten soll auf der nächsten Arbeitstagung berichtet werden.

Ein weiteres vordringlich zu lösendes Problem bei der Analytik der Massennährstoffe steht beim Rohfett an. Es ist unbedingt erforderlich, umgehend eine Entscheidung darüber zu fällen, ob der üblichen Rohfettbestimmung ein HCl-Aufschluß voranzustellen ist. Zur Vorbereitung dieser Entscheidungsfindung ist es erforderlich, daß möglichst an vielen Stellen, an denen Verdauungsversuche durchgeführt werden, beide Methoden angewendet werden. Nach Übersendung der anfallenden Ergebnisse nach Rostock würde unsererseits eine Auswertung erfolgen, so daß auf der nächsten Arbeitstagung ein Vorschlag über die zukünftige Gestaltung der Rohfettbestimmung unterbreitet werden kann. Wir bitten, in der Diskussion zu diesem Vorschlag Stellung zu nehmen.

ANHANG

Ligninbestimmungsmethode

Prinzip: Die Bestimmung des Lignins beruht auf seiner Unlöslichkeit in konzentrierter Schwefelsäure. Substanzen, die mit konzentrierter Schwefelsäure unlösliche Polymerisate ergeben können, werden durch Extraktion mit einer sauren Detergenzienlösung (Alkylbenzolsulfonat-Lösung) entfernt.

Reagenzien: 1. 1,6 %ige saure Detergenzienlösung

Ansatz: 30 g Rodapon N 80 (80% iges Alkylbenzolsulfonat) bzw. 48 g Rodapon N 50 (50 %iges Alkylbenzolsulfonat) (Beide Substanzen werden vom VEB Deutsches Hydrierwerk Rodleben, Roßlau/Elbe, hergestellt.) werden in einer Mischung von 1000 ml 1 N Schwefelsäure und 500 ml 1 N Salzsäure gelöst.

2. 72 %ige Schwefelsäure ($d^{20 °C} = 1.6338$)

3. Aceton

4. Geglühtes Asbest für Gooch-Tiegel

Arbeitsvorschrift: 2 g lufttrockene Substanz werden in einen Kochbecher eingewogen und mit 100 ml kalter Detergenzienlösung versetzt. (Jeweils 12 Kochbecher befinden sich in einem Haltegestell. Die Kochbecher haben die Form eines Reagenzglases von 20 cm Länge und einen Durchmesser von ca. 4 cm, sind mit einer Staubkappe, die einen eingeschmolzenen Rührstab hat, versehen und dienen gleichzeitig als Luftkühler.) Die Kochbecher mit der Reaktionsmischung werden 2 Stunden bei 95 °C im Wasserbad erwärmt. Während der 2 Stunden wird durch gelegentliches leichtes Anheben und Drehen der Staubkappe die Substanz mit der Detergenzienlösung in stetiger Mischung gehalten. Nach dem Erwärmen wird die überstehende Lösung mit einem Absaugestab abgesaugt. (Der Absaugestab ist analog wie bei der Rohfaserbestimmung mit Müllergaze 200 bespannt.) Der Kochbecher wird 3× mit kaltem Wasser aufgefüllt und die überstehende Lösung jeweils abgesaugt. Substanzreste, die sich am Absaugestab befinden, werden mit Wasser in den Kochbecher zurückgespült. Nach dem dritten Absaugen werden die Substanzreste, die sich am Absaugestab befinden, mit wenig Aceton in den Kochbecher zurückgespült.

Das Aceton wird im Wasserbad bei 65 °C abgedampft. Die Temperatur des Wasserbades darf beim Abdampfen des Acetons nicht über 70 °C steigen, da es sonst infolge Überhitzung zu einem Verspritzen der Substanz kommen kann.

Der durch das verdampfte Aceton vorgetrocknete Rückstand wird 4 Stunden bzw. über Nacht im Trockenschrank bei 105 °C nachgetrocknet. Zum getrockneten Rück-

stand werden 15 ml 72 %ige Schwefelsäure hinzugegeben und das Reaktionsgemisch unter gelegentlichem Umrühren mit Hilfe eines Glasstabes 2½ Stunden bei Raumtemperatur stehengelassen.
Anschließend wird mit 110 ml aqua dest. verdünnt und 1 Stunde bei 95 °C im Wasserbad erwärmt.
(Beim Verdünnen ist auf eine gute Durchmischung zwischen Wasser und Schwefelsäure zu achten!)
Der Rückstand wird durch einen mit einer Asbestschicht beschicktenGooch-Tiegel abfiltriert, mit heißem aqua dest. säurefrei gewaschen, 5 Stunden bei 105 °C im Trockenschrank getrocknet, gewogen (Wägung 1), bei 600 °C verascht und zurückgewogen (Wägung 2).

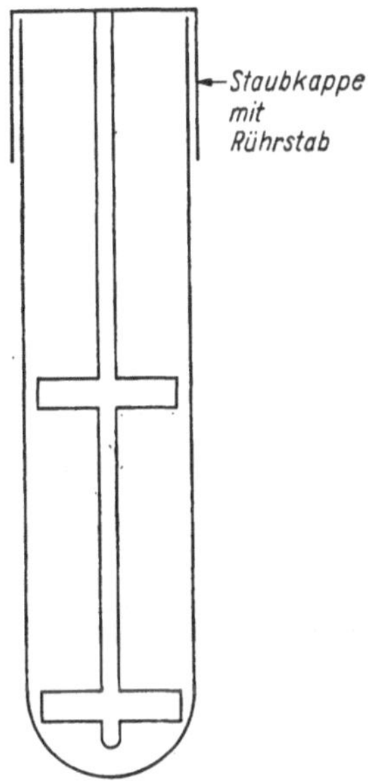

Abb. Kochbecher mit Staubkappe und Rührstab

Berechnung des Ligningehaltes:

$$\% \text{ Lignin in der TS} = \frac{\text{g Lignin (Wägung 1 – Wägung 2)} \times 100 \times 100}{\text{g Einwaage} \times \text{TS}}$$

Anzahl der Parallelbestimmungen: 3

Zulässige Fehlergrenzen:

bei einem Gehalt bis 10 % Lignin	= ± 4,0 % relativ
bei einem Gehalt von 10–20 % Lignin	= ± 3,0 % relativ
bei einem Gehalt über 20 Lignin	= ± 2,0 % relativ

A. SZENTMIHALYI, Budapest

Eine neue Ligninbestimmungsmethode

In der Literatur werden verschiedene Ligninbestimmungsmethoden beschrieben: Methode nach ARMITAGE (1947), modifizier tnach HAUSBERG (1958); Methode nach SCHOBINGER (1957); Methode nach BRUNE (1966); Methode nach SPRINGER (1960); Methode nach NEHRING (1966); indirekte kolorimetrische Methode nach BERGNER und SCHRAMM (1968). Von den erwähnten Methoden liefert die von HAUSBERG modifizierte Methode die tiefsten Ligninwerte und benötigt den geringsten Zeitaufwand. Es muß auf den „tiefsten Ligninwert" orientiert werden, weil bei der Ligninbestimmung mit 78%iger Schwefelsäure aus Nichtligninkomponenten, die vor der Schwefelsäurehydrolyse nicht in Lösung gebracht werden, unlösliche komplexe Verbindungen entstehen können, die dann zu anomal hohen Ligninwerten beitragen.

Die erwähnten Methoden wurden an einem Probenmaterial nachgearbeitet und die Ergebnisse verglichen. Die kolorimetrische Methode von BERGNER und SCHRAMM konnte nicht einbezogen werden, da keine Arbeitsvorschrift vorlag.

Die Einwaagemengen der erwähnten Methoden differieren von 0,5 bis 2,0g. Trotz zuverlässig vorbereiteter Rauhfutterproben ergeben die kleinen Einwaagen in den seltensten Fällen gute Durchschnitte. Bei der von uns erarbeiteten und ausprobierten und unten beschriebenen Methode wurde die Einwaagemenge auf 8,0g erhöht. Damit wird eine Fehlerquelle ausgeschaltet. Bei Untersuchungen mit kleinen Einwaagemengen sollte die Anzahl der Parallelbestimmungen erhöht werden, wodurch aber gleichzeitig die Analysendauer verlängert wird. Bei Anwendung von 1,0g Einwaage kann der Fehler auch dadurch erhöht werden, daß Substanzpartikel an den für die Extraktion verwendeten Papierhülsen und der Watte festhaften.

Die ARMITAGE-HAUSBERG-Methode und die Methode nach SPRINGER ergeben die gleichen Ligninwerte. Bei beiden Methoden entfällt die Pepsin- und Trypsineiweißverdauung.

Die Methode von BRUNE hat einen hohen Arbeits- und Zeitaufwand und benötigt eine spezielle technische Ausstattung (kalibrierte Zentrifugengläser usw.).

Die Methode nach NEHRING ist präzis, aber sehr langwierig. Die Methode nach SCHOBINGER wurde nicht geprüft, der Arbeits- und Zeitaufwand wurde auf Grund der Arbeitsvorschrift berechnet.

Arbeits- und Zeitbedarf der verschiedenen Methoden

Methode von	Zahl der Parallelen	Arbeitszeitbedarf Std.	Arbeitszeitbedarf %
ARMITAGE-HAUSBERG	4	48	100
SCHOBINGER	6	48	100
BRUNE	6	48	100
NEHRING	6	56	117
SPRINGER	4	48	100
Fr. REGIUS-Budapest	2	24	50

Arbeitsvorschrift für die Ligninbestimmungsmethode:

1. *Probenvorbereitung*: Die Feinheit der geschroteten Futterproben ist im allgemeinen ausreichend. Bei zu grober Vermahlung muß die Probe in einer Kugelmühle nachgemahlen werden.
2. *Vorbereitung der zur Extraktion verwendeten Papierhülsen*: Die Papierhülsen werden 4 Stunden mit Äther, 4 Stunden mit Wasser extrahiert und bei 105 °C getrocknet. Die so vorbehandelten Papierhülsen weisen bei der weiteren Verwendung keinen Masseverlust auf.
3. Die leeren Papierhülsen werden mit wenig Watte bei 105 °C getrocknet und gewogen.
4. Es werden zwei Parallelen zu je 8,0g in die Papierhülsen eingewogen und mit Watte verschlossen.
5. Die Substanz wird drei Stunden mit Äther im SOXHLET-Apparat extrahiert.
6. Nach der Ätherextraktion wird drei Stunden mit Wasser extrahiert.
7. Die extrahierten Hülsen werden bei 105 °C getrocknet und gewogen. Es erscheint zweckmäßg, die Äther- und Wasserextraktion in 8 Stunden durchzuführen, die Trocknung der Hülsen erfolgt über Nacht; dadurch kann Arbeitszeit eingespart werden.
8. Aus den Hülsen werden je 4 Parallelen zu 1,0g in ein Becherglas eingewogen, mit 15ml 37%iger HCl und 250ml destilliertem Wasser versetzt und 1 Stunde gekocht. Das Becherglas wird mit einem Uhrglas abgedeckt.
9. Der Rückstand wird über einen mit einer dünnen Kieselerdeschicht beschichteten Glasfiltertiegel 1G2 oder 1G3 abfiltriert. Die Glasfiltertiegel werden in ein Becherglas gestellt.
10. Der Rückstand in den Glasfiltertiegeln wird mit 20ml 78%iger H_2SO_4 versetzt und unter Umrühren mit einem Glasstab 2 Stunden bei Zimmertemperatur stehengelassen (730 ml konz. H_2SO_4 auf 1000 ml, $d^{20\,°C} = 1{,}704$).
11. Der hydrolysierte Rückstand wird aus den Glasfiltertiegeln mit 220 ml Wasser in ein Becherglas überspült und eine Stunde gekocht. Das Becherglas ist mit einem Uhrglas gut abgedeckt.

12. DerRückstand wird über einen mit einem Papierfilter und einer Kieselerdeschicht versehenen Porzellanfiltertiegel G4 abfiltriert. Papierfilter und Kieselerdeschicht werden vorher getrocknet und gewogen.
13. Die Tiegel werden getrocknet und gewogen.
14. 2 Parallelen werden bei 550–600 °C verascht und ausgewogen. Die Differenz von Punkt 13. und 14. ergibt das Rohlignin. Die weiteren 2 Parallelen werden zur Rohproteinbestimmung verwendet.

Berechnung:

$$L = \frac{R \times 100}{Ex} \times \frac{E\,\%}{100} - (Ex \times Rp\,\%\,R^{Ex}),$$

wobei

L = Ligningehalt in % der Trockensubstanz des untersuchten Stoffes,
R = Rohlignin (Differenz der Punkte 13. u. 14.),
Ex = Gewogene Menge aus dem extrahierten Stoff,
E% = Menge in % der Äther- und Wasserextraktion und
Rp% R^{Ex} = Rohproteingehalt des extrahierten Stoffes auf Grund des „Rest-Stickstoffgehaltes" des Rohlignins berechnet (N × 6,25) ist.

Die oben beschriebene Ligninbestimmungsmethode ist auf Grund der ausgeführten Untersuchungen verläßlich und präzis. Die Streuung ist im Durchschnitt der Proben ± 0,085.
Wir führten außerdem einige Ligninbestimmungsmethoden im Zusammenhang mit Stoffwechselversuchen aus. Diese Angaben haben aber nur informativen Charakter und dienen nur für die Untersuchungen der Anwendbarkeit der Methoden.
Um die Wirkung des Lignins auf die Verwertung der einzelnen Nährstoffe und vor allem auf die Verwertung der Faserstoffe bestimmen zu können, ist die Durchführung vieler Untersuchungen von in verschiedenen Stadien der Entwicklung sich befindlichen Futtermitteln und Stoffwechselversuchen notwendig.
Die diesbezüglichen Versuche sind im Gang.

V. TAŞCENCO und E. PĂLĂMARU, Bukarest

Bestimmung des Gesamtfettgehaltes von Futtermitteln

Im Rahmen der Arbeitsgemeinschaft kam der rumänischen Seite bei der letzten Beratung in Moskau (20. – 26. 10. 1968) über Probleme der Futterwertbestimmung von Futtermitteln und deren Bestimmungsmethoden die Aufgabe zu, Untersuchungen über die Bestimmung des Rohfettgehaltes von Futtermitteln zu koordinieren.
Es ist bekannt, daß die Bestimmung des Rohfettgehaltes nach der klassischen SOXHLET-Methode mit Mängeln behaftet ist, da sie nicht die vollständige Extraktion des Rohfettes gewährleistet und dadurch der Futterwert der Futtermittel fehlerhaft ausgedrückt wird.
Um diese Mängel zu beseitigen, bestimmten die rumänischen Teilnehmer vergleichsweise zur klassischen Methode den Rohfettgehalt nach vorausgegangener Hydrolyse der zu prüfenden Probe mit 3N Salzsäure.
Als Versuchsmaterial kamen folgende Futtermittel zur Anwendung:
Fischmehl, ein Mischfutter, Fleisch- und Knochenmehl.
Für jedes Futtermittel wurden 3 Bestimmungen ausgeführt:
10 Bestimmungen nach der SOXHLET-Methode und 10 Bestimmungen nach Hydrolyse mit 3NSalzsäure.

1. Bestimmung des ätherischen Extraktes nach der klassischen SOXHLET-Methode

Es werden auf der analytischen Waage 3–5g der zu prüfenden getrockneten und feingemahlenen Probe eingewogen, in eine Hülse für Fett (oder ein Säckchen aus entfettetem Filterpapier) getan, die Probe mit entfetteter Watte bedeckt und bei 95 °C 3 Stunden lang im Trockenschrank getrocknet. Die Extraktionshülse oder das Papiersäckchen wird in den Apparat eingesetzt und das Fett 8–18 Stunden mit etwa 200ml Äthyläther extrahiert. (Die Extraktionsdauer hängt vom zu untersuchenden Material ab.) Die Extraktionsgeschwindigkeit beträgt 1–2 Tropfen je Sekunde. Nach Beendigung der Extraktion wird der Extrakt kurz an der Luft und danach bei 95–98 °C 3–4 Std. im Trockenschrank getrocknet. Nach dem Abkühlen im Exsikkator wiegt man den Kolben zurück. Die Differenz zwischen der Masse des leeren Kolbens und der Masse des extraktenthaltenden Kolbens entspricht dem Rohfettgehalt, der auf 100g Trockensubstanz bezogen wird.

2. Bestimmung des Gesamtfettgehaltes nach vorangegangener Hydrolyse

Mit der analytischen Waage werden 3–5 g der zu prüfenden getrockneten und feingemahlenen Probe in ein 600-cm^3-Becherglas eingewogen und 100 cm^3 3N HCl zugesetzt, mit einem Uhrglas bedeckt und 60 Minuten bei kleiner Flamme in einem Sandbad sieden gelassen. Danach wird das Uhrglas abgespült und der Inhalt durch ein angefeuchtetes Filter filtriert.
Mit warmem Wasser wird bis zur Beseitigung der sauren Reaktion gründlich gewaschen und das Filter 4 Stunden bei 105 °C im Trockenschrank getrocknet. Nach der Trocknung wird das Filter in eine Hülse oder ein Papiersäckchen aus entfettetem Filterpapier übergeführt und das Fett mit Äthyläther nach der Soxhlet-Methode extrahiert. Die Extraktionsdauer beträgt 6–8 Stunden.
Die Tabelle enthält die Ergebnisse für 3 Proben. Die Auswertung der Ergebnisse zeigt, daß mit der Hydrolysenmethode im Vergleich zur Soxhlet-Methode mehr Fett bestimmt wird, und zwar etwa 15% bei Fischmehl, 9% bei Fleisch- und Knochenmehl und 14% bei Mischfutter; die Unterschiede sind mit F = + + + hoch signifikant.

Futtermittel	Anzahl der Proben	% Fettgehalt Methode 1 ohne Hydrolyse	Methode 2 mit Hydrolyse	% gegenüber klassischer Methode
Fischmehl	10			
Mittel $\bar{x}$		6,34	7,35	114,7
Standardfehler ± $s\bar{x}$		0,049	0,0395	
Streuung s-%		2,46	1,7	
F = +++				
Mischfutter	10			
Mittel $\bar{x}$		4,22	4,81	
Standardfehler ± $s\bar{x}$		0,051	0,041	
Streuung s-%		3,8	2,7	
F = +++				
Fleisch- und Knochenmehl	10			
Mittel $\bar{x}$		8,62	9,49	109,0
Standardfehler ± $s\bar{x}$		0,006	0,0065	
Streuung s-%		0,22	0,21	
F = +++				
Schweinekot		9,2	11,58	

Schlußfolgerungen

Die Untersuchungen der 3 Futtermittelproben von Fischmehl, Fleisch- und Knochenmehl sowie Mischfutter, die 1969–1970 zur Festlegung einer Bestimmungsmethode des Gesamtfettgehaltes durchgeführt wurden, zeigten, daß im Vergleich zur klassischen SOXHLET-Methode durch eine vorherige Hydrolyse des Untersuchungsmaterials je nach Futtermittel 9–15% höhere Ergebnisse erzielt werden.

Literatur

NEHRING, K.: Agriculturchem. Untersuchungsverfahren. S. 148–150

DAGETTA, A.; AMELOTTI, G.: Osservazioni Sulla determinazione dei lipidi grezzi negli alimente zootecnici revista: Alimentazione Animale gennaio-febbraio, 1968

Kurzes Protokoll

der 11. Arbeitstagung der Arbeitsgemeinschaft „Futterbewertung und Methoden der Futterwertmessung" im Rahmen des Themas 6.2. der Ständigen Kommission für Landwirtschaft des RGW.

Koordinator: Forschungszentrum für Tierproduktion Dummerstorf–Rostock
Oskar-Kellner-Institut für Tierernährung

Tagungsort: Sofia

Datum: 6. – 9. Oktober 1970

Die Tagung wurde gemäß der Festlegung der 10. Arbeitstagung der Arbeitsgemeinschaft im Oktober 1968 in Moskau veranstaltet.

I.

Teilnehmer

A. Delegierte:

1. Prof. Dr. N. Platikanov – Volksrepublik Bulgarien
2. Dr. B. W. Češmedziev – Volksrepublik Bulgarien
3. Prof. Dr. R. Schiemann – Deutsche Demokratische Republik
4. Dr. B. Hoffmann – Deutsche Demokratische Republik
5. Dr. L. Hoffmann – Deutsche Demokratische Republik
6. Prof. Dr. J. Skulmowski – Volksrepublik Polen
7. Doz. Dr. F. Witczak – Volksrepublik Polen
8. Ing. V. Tascenco – Sozialistische Republik Rumänien
9. Ing. F. Kolarik – Tschechoslowakische Sozialistische Republik
10. Dr. K. Šimeček – Tschechoslowakische Sozialistische Republik
11. Dr. S. Szentmihalyi – Ungarische Volksrepublik
12. Prof. Dr. L. Fekete – Ungarische Volksrepublik

B. Gäste:

Neben einer Reihe von Wissenschaftlern aus der Volksrepublik Bulgarien nahm der langjährige Leiter der Arbeitsgemeinschaft, Prof. Dr. Dr. h. c. mult. K. Nehring, DDR, teil.

II.

Tagesordnung

1. Auswertung der zur Normenfrage durchgeführten Versuche der Länder nach den angenommenen Methoden
   Bericherstattung: DDR und UdSSR
2. Die Verdaulichkeit als Faktor der Futterbewertung
   - 2.1. Einfluß der Höhe der Futtergabe auf die Verdaulichkeit
     Berichterstattung: DDR
   - 2.2. Wechselwirkungen der Futterstoffe innerhalb von Rationen auf die Verdaulichkeit
     Berichterstattung: UdSSR
   - 2.3. Der Einfluß der Zerkleinerung und Pelletierung des Futters auf die Verdaulichkeit
     Berichterstattung: VR Bulgarien
   - 2.4. Die Bestimmung der Verdaulichkeit der organischen Substanz und der Nährstoffe durch In-vitro-Methoden
     Berichterstattung: VR Polen
3. Weiterentwicklung der Futtermittelanalytik
   - 3.1. Vergleichsuntersuchungen zur Bestimmung der löslichen Kohlenhydrate
     Berichterstattung: DDR
   - 3.2. Bestimmung der pflanzlichen Gerüstsubstanzen
     Berichterstattung: VR Polen
   - 3.3. Bestimmung des Rohfettes
     Berichterstattung: SR Rumänien
4. Diskussion der Arbeiten der Arbeitsgemeinschaft im Perspektivplanzeitraum 1971–1975
5. Festlegung der Tagesordnung für die nächste Arbeitstagung
6. Verschiedenes

III.

Nach Begrüßung der Teilnehmer durch den Vizepräsidenten der Bulgarischen Akademie der Landwirtschaftswissenschaften, Prof. Dr. K. Bratanov, eröffnete Prof. Schiemann die 11. Arbeitstagung der Arbeitsgemeinschaft. Prof. Schiemann gab eine kritische Einschätzung der seit der letzten Tagung der Arbeitsgemeinschaft durchgeführten Arbeiten. Besonders wurde die im Auftrage der Arbeitsgemeinschaft erfolgte Herausgabe des Werkes „Die Verdaulichkeit der Futtermittel" durch Prof. Tomme gewürdigt. Prof. Schiemann teilte mit, daß die Arbeiten der Arbeitsgemeinschaft zukünftig im Rahmen des Themas 6.2. der Ständigen Kommission für Landwirtschaft des RGW („Erhöhung der Effektivität der Futterverwertung und Ausarbeitung von Methoden zur Bestimmung des Nährwertes von Futtermitteln und Rationen") koordiniert werden. Er wies darauf hin, daß der Arbeitsgemeinschaft die Aufgabe der Erarbeitung des Perspektivplanes zum Thema obliegt und unterstrich die Bedeutung der arbeitsteiligen Lösung der perspektivischen Aufgaben. Prof. SCHIEMANN gab ferner eine kurze Übersicht über den Stand der Vorbereitung zur Einführung des Rostocker Futterbewertungssystems in der DDR (Veröffentlichung einer Monographie über die wissenschaftlichen Grundlagen der energetischen Futterbewertung nach Nettoenergie-Fett, eines umfassenden Futtermitteltabellenwerkes auf der Grundlage des neuen Bewertungssystems – Herausgabe im November 1970 – und einer Anleitung zum Gebrauch des Rostocker Futterbewertungssystems für Fütterungs- und Planungszwecke – Herausgabe im Frühjahr 1971.)

Zum Punkt 1 der Tagesordnung erstattete Dr. L. HOFFMANN den Bericht über die Auswertung der zur Normenfrage durchgeführten Versuche der Länder nach den angenommenen Methoden. Versuchsunterlagen für diese Auswertung wurden von der bulgarischen und rumänischen Seite übersandt. Ein zusammenfassender Bericht der sowjetischen Seite lag nicht vor. Über die wichtigsten Ergebnisse der in der Sowjetunion zur vergleichenden Prüfung der Bewertungssysteme und zur Normenfrage nach den methodischen Richtlinien der Arbeitsgemeinschaft durchgeführten Versuche, die der Arbeitsgemeinschaft in 3 Einzelberichten (Prof. DMITROČENKO, Prof. DENISOV, Dr. MACHAEV) zugeleitet waren, und über die von den Autoren gezogenen Schlußfolgerungen aus den Versuchen informierten Prof. SCHIEMANN und Prof. PLATIKANOV. Der Koordinator wurde von der Arbeitsgemeinschaft beauftragt, sich bezüglich einer Klärung der unterschiedlichen Schlußfolgerungen vor der Veröffentlichung der Materialien mit den Autoren in Verbindung zu setzen. Im Ergebnis der eingehenden Diskussion, an der sich Vertreter aller Delegationen beteiligten, wurde die Notwendigkeit arbeitsteiliger Arbeiten zur weiteren Präzisierung der Energienormen herausgestellt. Diese Arbeiten sind auf die Mast von Schweinen, Jungbullen und Lämmern zu konzentrieren. Die abgeschlossenen und noch laufenden Untersuchungen zur Normierung des Energiebedarfs bei der Milchproduktion haben einen Stand erreicht, der weitere Arbeit nicht vordringlich erscheinen läßt. Die Delegation der DDR wird gebeten, auf der nächsten Arbeitstagung einen umfassenden Bericht über die Normierung des Energiebedarfs bei der Milchproduktion zu geben.

Zum Punkt 2.1. der Tagesordnung referierte Prof. SCHIEMANN über den Einfluß der Höhe der Futtergabe auf die Verdaulichkeit. Im Ergebnis der Diskussion wurde festgestellt, daß das vorgelegte Material eine ausreichende Grundlage dafür ist, den Einfluß der Höhe der Futtergabe auf die Verdaulichkeit bei der Festlegung von Energienormen für Milch zu berücksichtigen und daß weitere Arbeiten im Rahmen der Arbeitsgemeinschaft hierzu nicht als notwendig erachtet werden.

Zum Punkt 2.2. der Tagesordnung wurde der Bericht von Prof. DMITROČENKO über Wechselwirkungen der Futterstoffe innerhalb von Rationen auf die

Verdaulichkeit verlesen. Die Bedeutung der arbeitsteiligen Bearbeitung dieser Frage mit einer Konzentration der Arbeiten auf das Problem der gegenseitigen Beeinflussung der Futtermittel auf ihre Verdaulichkeit innerhalb wiederkäuergerechter Rationen wurde in der Diskussion herausgestellt. Die Untersuchung spezifischer Einflüsse (z. B. technologischer Prozesse, Zusätze von Emulgatoren, Enzymen und anderen Wirkstoffen) wird zurückgestellt. Zur Erreichung einer effektiven Bearbeitung dieses Problems wird ein Treffen von Spezialisten im Frühjahr 1971 vorgesehen, auf dem die Methodik der durchzuführenden Versuche im Detail festzulegen ist. Die polnische Delegation wird gebeten zu klären, ob die Federführung der Arbeiten zu diesem Problem und die Durchführung des Expertentreffens, an dem die Teilnahme je eines Vertreters aus der DDR, der UdSSR und der VR Ungarn als notwendig erachtet wird, von ihrem Land wahrgenommen werden kann.

Zu Punkt 2.3. der Tagesordnung über den Einfluß der Zerkleinerung und der Pelletierung des Futters auf die Verdaulichkeit gab Dr. Sandev den Bericht der bulgarischen Delegation. Im Verlauf der Diskussion wurde die Bedeutung der Arbeiten zu diesem Problem, insbesondere auch im Zusammenhang mit der industriell zu betreibenden Tierproduktion, herausgestellt. Es wurde festgelegt, das Problem des Einflusses der physikalischen Bearbeitung des Rauhfutters auf Verdaulichkeit und Futterwert bei der Jungbullenmast in das Arbeitsprogramm der Arbeitsgemeinschaft aufzunehmen. Es wurde beschlossen, im Frühjahr 1971 ein Treffen von Spezialisten zur Strukturfrage aus der VR Bulgarien, der DDR und der ČSSR zu organisieren, auf dem methodische Richtlinien für die Durchführung von Tierversuchen auszuarbeiten sind. Die bulgarische Delegation erklärte ihre Bereitschaft, die Federführung zu diesem Problem zu übernehmen und für die Durchführung des Spezialistentreffens Sorge zu tragen.

Zu Punkt 2.4. der Tagesordnung über die Bestimmung der Verdaulichkeit der organischen Substanz und der Nährstoffe durch In-vitro-Methoden lag kein Bericht der polnischen Seite vor. Prof. Nehring gab einen informatorischen Bericht über Ergebnisse von Untersuchungen zur Bestimmung der Verdaulichkeit mittels In-vitro-Methoden im Oskar-Kellner-Institut und legte eine Arbeitsvorschrift vor, die allen Delegationen übergeben wurde. In der Diskussion wurde die Bedeutung der weiteren Forschungsarbeit zu diesem Problem sowohl für eine Anwendung der Methode in der Tierernährung als auch in der Pflanzenzüchtung unterstrichen und für die Arbeitsgemeinschaft die Aufgabe formuliert, im Laufe der nächsten Jahre eine standardisierte Methode auszuarbeiten. Zur schnellen Erreichung dieses Zieles empfiehlt die Arbeitsgemeinschaft allen Ländern, bei Verdaulichkeitsversuchen mit Tieren parallel dazu die In-vitro-Methodik anzuwenden. Die Ergebnisse solcher Vergleichsuntersuchungen sind für eine zusammenfassende Auswertung im I. Quartal 1972 dem federführenden Institut zuzuleiten, das auf Grund der dabei gewonnenen Erfahrungen einen Standardentwurf für die In-vitro-Methodik zur Bestimmung der Verdaulichkeit der Arbeitsgemeinschaft auf der Arbeitstagung 1972 vorzulegen hat. Die Federführung zu diesem Problem ist zwischen den Koordinator-Instituten der DDR und der VR Polen kurzfristig zu klären.

Zum Punkt 3 der Tagesordnung erstattete Dr. B. HOFFMANN den Bericht über die Weiterentwicklung der Futtermittelanalytik unter besonderer Berücksichtigung der Bestimmung der löslichen Kohlenhydrate und übergab allen Delegierten eine Arbeitsvorschrift über die Ligninbestimmung nach der Detergenzienmethode. Prof. SKULMOWSKI berichtete über die Ergebnisse methodischer Untersuchungen zur Pentosan-Bestimmung und gab ergänzende Informationen zur Bestimmung von Mineralstoffen. In Ergänzung dazu legte Dr. SZENTMIHALYI der Arbeitsgemeinschaft die Arbeitsvorschrift einer modifizierten Ligninbestimmungsmethode auf der Grundlage der Stoffgruppenanalyse vor. Von Dr. TASCENCO wurde ein Bericht über methodische Untersuchungen zur Rohfettbestimmung gegeben.

In der Diskussion, an der sich die Vertreter aller Delegationen beteiligten, wurde übereinstimmend herausgestellt, daß die Ablösung des WEENDER-Verfahrens in der Futtermittelanalytik durch ein modernes Untersuchungsverfahren, das den heutigen Erkenntnissen der Wissenschaft entspricht, eine vordringliche Aufgabe der Arbeitsgemeinschaft darstellt, an der sich alle mitarbeitenden Länder beteiligen sollen und die im Perspektivplanzeitraum zu lösen ist. Dazu sind folgende Etappen vorgesehen:

1. Vereinheitlichung der Arbeitsvorschriften zur Bestimmung der löslichen Kohlenhydrate, des Lignins und des Rohfettes
2. Sammlung von Daten zum Vergleich der alten und neuen Verfahren der Analytik
3. Ausarbeitung von Vorschlägen zur Umstellung der WEENDER-Futtermittelanalyse.

Es wurde Übereinstimmung darüber erzielt, die Arbeiten zur Futtermittelanalytik zukünftig von einer Stelle aus zu koordinieren. Von allen Delegationen wurde der dringende Wunsch ausgesprochen, daß das federführende Institut in der DDR die Koordinierung dieser Aufgabe übernehmen sollte.

Für die Durchführung der Arbeiten zur ersten Etappe wurden folgende Festlegungen getroffen:

1. Das federführende Institut der DDR übersendet bis Jahresende 1970 zur Durchführung einer Enquete ausgewählte Futtermittelproben zur Analyse nach den vorgelegten Arbeitsvorschriften an die mitarbeitenden Länder. Die Ergebnisse der Enqueteuntersuchung sind dem Koordinator-Institut bis zum 31. 3. 1971 zu übergeben. Bis zum 31. 5. 1971 sind vom Koordinator-Institut die Ergebnisse auszuwerten und den mitarbeitenden Instituten mit entsprechenden Schlußfolgerungen zu übersenden.

2. Die Arbeitsgemeinschaft hält es für erforderlich, daß in die analytische Aufarbeitung von Verdauungsversuchen die neuen Verfahren einbezogen werden und die Ergebnisse dem Koordinator-Institut für die Auswertung zur Verfügung gestellt werden.

3. Im I. Quartal 1972 ist ein Spezialistentreffen zu organisieren, an dem jeweils ein Vertreter der mitarbeitenden Länder teilnimmt, auf dem Vorschläge für die Weiterentwicklung der Futtermittelanalytik erarbeitet werden sollen. Die Vorschläge sind der Arbeitsgemeinschaft auf der nächsten Arbeitstagung zur Beschlußfassung vorzulegen.

Zum Punkt 4 der Tagesordnung:

Für den Perspektivplanzeitraum 1971–1975 wurden nach eingehender Diskussion folgende Schwerpunkte in der Arbeit festgelegt:

1. Arbeiten zur Präzisierung der Energienormen und Weiterentwicklung der Futterbewertung
2. Arbeiten zur Verdaulichkeit als Faktor der Futterbewertung
3. Arbeiten zur Weiterentwicklung der Futtermittelanalytik.

Von allen Delegationen sind unter Berücksichtigung der Diskussionen zum Perspektivplan die Arbeitspläne zur Lösung der oben genannten Aufgaben spätestens bis zum 30. 11. 1970 an das Koordinator-Institut zu übersenden. Diese Arbeitspläne sind in die Perspektivpläne der mitarbeitenden Institute zu integrieren. Die Einzelpläne sind die Grundlage für die Ausarbeitung des Perspektivplanes für das Thema 6. 2. durch das Koordinator-Institut.

Zum Punkt 5 der Tagesordnung:

Für die nächste Arbeitstagung wurde folgende Tagesordnung festgelegt:

1. Stand der Futterbewertung

1.1. Bericht über die Erfahrungen bei der Einführung des Rostocker Futterbewertungssystems in der DDR
Berichterstattung: DDR

1.2. Berichte der Länder über den Stand der Anwendung von Kenndaten des energetischen Futterwertes bei den verschiedenen Tierarten und über ggf. im Perspektivplanzeitraum vorgesehene Veränderungen

2. Energienormen

2.1. Energienormen für die Milchproduktion
Berichterstattung: DDR

2.2. Berichte der Länder über Ergebnisse der zur Präzisierung der Energienormen für die Schweine-, Jungbullen- und Lämmermast durchgeführten Untersuchungen

3. Die Verdaulichkeit als Faktor der Futterbewertung

3.1. Bericht über die Ausarbeitung der Methodik zur Erfassung von möglichen Wechselbeziehungen bei der Bestimmung der Verdaulichkeit von Futtermitteln bei ihrer Kombination zu wiederkäuergerechten Rationen und Bericht über den Stand der Bearbeitung des Problems unter Anwendung der ausgearbeiteten Methodik.

3.2. Bericht über die Ausarbeitung der Methodik zum Problem des Einflusses der physikalischen Bearbeitung des Rauhfutters auf Verdaulichkeit und Futterwert bei der Jungbullenmast. Bericht über den Stand der Bearbeitung des Problems unter Anwendung der ausgearbeiteten Methodik.

Berichterstattung: VR Bulgarien

3.3. Bericht über die durchgeführten Vergleichsuntersuchungen zur Bestimmung der Verdaulichkeit mittels In-vitro- und In-vivo-Verfahren und Vorlage eines Entwurfs zur Standardisierung des In-vitro-Verfahrens.

4. Weiterentwicklung der Futtermittelanalytik

Bericht über die Ergebnisse der Enquete zur Bestimmung

- der löslichen Kohlenhydrate
- des Lignins
- des Rohfettes

und über das von der Spezialistengruppe ausgearbeitete Arbeitsprogramm zur Weiterentwicklung der Futtermittelanalytik.

Berichterstattung: DDR

Zum Punkt 6 der Tagesordnung:

Die Arbeitsgemeinschaft bittet die folgenden Delegationen, die Durchführung der nächsten Arbeitstagung und der vorgesehenen Spezialistentreffen in ihren Ländern zu ermöglichen:

- Rumänische Delegation: 12. Arbeitstagung der Arbeitsgemeinschaft im III. Quartal 1972
- Bulgarische Delegation: Spezialistenberatung gemäß den Festlegungen zu Punkt 2.3. des Protokolls im I. Quartal 1971
- Polnische Delegation: Spezialistenberatung gemäß den Festlegungen zu Punkt 2.2. des Protokolls im I. Quartal 1971
- Delegation der DDR: Spezialistenberatung gemäß den Festlegungen zu Punkt 3. des Protokolls im I. Quartal 1972.

Der der Arbeitsgemeinschaft vom RGW-Thema 6.1. zugeleitete Antrag zur Ausarbeitung einer Methodik zur Durchführung von Stoffwechselversuchen mit Wiederkäuern wurde nach eingehender Diskussion dahin entschieden, daß bezüglich der Bestimmung der Verdaulichkeit auf die von der Arbeitsgemeinschaft bereits ausgearbeiteten und publizierten Methodiken verwiesen wird. Die Ausarbeitung einer Methodik zur N-Bilanzbestimmung an Wiederkäuern wird als dringend angesehen, und der Koordinator wird beauftragt zu klären, ob diese Aufgabe im Rahmen des RGW-Themas 6.1. gelöst werden kann bzw. in der Arbeitsgemeinschaft gelöst werden muß.
Im Zusammenhang mit dem Übergang zu einem 2jährigen Turnus der Durchführung der Arbeitstagungen werden die federführenden Institute der mitarbeitenden Länder gebeten, die festgelegten Termine für die Übersendung der jährlichen Arbeitsberichte an das Koordinator-Institut (jeweils im I. Quartal des Folgejahres) einzuhalten.
Die Berichte und Vorträge für die nächste Arbeitstagung sind in deutscher und russischer Sprache 4 Wochen vor Beginn der Tagung den mitarbeitenden Instituten der einzelnen Länder zu übersenden.

Von der Arbeitsgemeinschaft wurde wiederum die Bitte geäußert, das Material der Tagung im angemessenen Umfang in den „Sitzungsberichten der Deutschen Akademie der Landwirtschaftswissenschaften zu Berlin" zu veröffentlichen.

Sofia, den 9. 10. 1970

Der Leiter der Arbeitstagung: gez. SCHIEMANN
(Prof. Dr. R. SCHIEMANN – DDR)

Die Delegationsleiter: gez. PLATIKANOV
(Prof. Dr. N. PLATIKANOV – VR Bulgarien)
gez. SCHIEMANN
(Prof. Dr. R. SCHIEMANN – DDR)
gez. SKULMOWSKI
(Prof. Dr. J. SKULMOWSKI – VR Polen)
gez. TASCENCO
(Ing. V. TASCENCO – SR Rumänien)
gez. KOLAŘIK
(Ing. F. KOLAŘIK – ČSSR)
gez. SZENTMIHALYI
(Dr. S. SZENTMIHALYI – Ungarische VR)

Zusammenfassung

Vom 6. bis 9. Oktober 1970 fand in der Bulgarischen Akademie der Landwirtschaftswissenschaften in Sofia die 11. Arbeitstagung der Arbeitsgemeinschaft „Futterbewertung und Methoden der Futterwertmessung", deren Arbeiten zukünftig im RGW-Thema 6.2. der Ständigen Kommission für Landwirtschaft koordiniert werden, statt.
Die Tagung wurde mit Berichten über die Auswertung der zur Normenfrage nach den methodischen Richtlinien der Arbeitsgemeinschaft in den einzelnen Ländern durchgeführten Versuche eröffnet (L. HOFFMANN, Rostock). Wichtige experimentelle Grundlagen dazu sind in den beiden Beiträgen von Platikanov et al., Sofia, und dem Beitrag von PĂLĂMARU et al., Bukarest, zu entnehmen.
Zum Problem der Verdaulichkeit als Faktor der Futterbewertung wurden 4 Referate vorgetragen. Die Delegation der DDR berichtete über den Einfluß der Höhe der Futtergabe auf die Verdaulichkeit (SCHIEMANN et al., Rostock) und über die Bestimmung der Verdaulichkeit der organischen Substanz und der Nährstoffe mittels In-vitro-Methoden (NEHRING, Rostock). Zu den Wechselwirkungen der Futterstoffe innerhalb von Rationen auf die Verdaulichkeit liegt der Beitrag von DMITROČENKO, Leningrad, vor. Von der bulgarischen Delegation wurde über den Einfluß des Mahlens und des Granulierens auf die Verdaulichkeit der Rauhfutterstoffe referiert (SANDEV und DARDŽONOV, Kostinbrod). Die Ergebnisse der Beratungen zur Verdaulichkeitsproblematik sind dem kurzen Protokoll (s. S. 113f.) zu entnehmen.
Die Weiterentwicklung der Futtermittelanalytik wurde unter der Zielsetzung diskutiert, das WEENDER Analysenverfahren bis etwa 1975 durch ein modernes Analysenverfahren zu ersetzen. Im einzelnen referierten hierzu die Delegation der DDR mit den Schwerpunkten der Bestimmung der löslichen Kohlenhydrate und des Lignins (B. HOFFMANN et al., Rostock), die Delegation der VR Polen mit dem Schwerpunkt der Bestimmung der Pentosane (SKULMOWSKI, Pulawy), die Delegation der VR Ungarn zur Ligninbestimmung (SZENTMIHALYI, Budapest) und die Delegation der SR Rumänien zur Bestimmung des Gesamtfettgehaltes in Futtermitteln (TAȘCENCO und PĂLĂMARU, Bukarest).
Alle Vorträge wurden diskutiert, und auf der Grundlage der Diskussionen wurden das Arbeitsprogramm (s. kurzes Protokoll, S. 116) bis zur nächsten Tagung, die im Herbst 1972 in Rumänien stattfinden soll, die Tagesordnung

für die Sitzung sowie die Konzeption für die arbeitsteilige Bearbeitung des Themas im Perspektivplanzeitraum festgelegt.

Резюме

Проблема оценки питательности кормов и ее измерения (XI)

С 6 по 9 октября 1970 г. в Болгарской академии сельскохозяйственных наук в Софии состоялось 11-ое совещание рабочей группы „Оценка питательности кормов и методы ее измерения", работы которой в дальнейшем будут координироваться в рамках темы 6.2. Постоянной комиссии по сельскому хозяйству.

Совещание было начато представлением отчетов об обработке результатов опытов по вопросам норм, проведенных в странах на основе методического руководства рабочей группы (Л. Хофман, Росток). Важные экспериментальные основы по этому вопросу приводятся в двух работах Платиканова и др., София и в работе Пэлэмару и др., Бухарест.

По проблеме переваримости как фактора оценки питательности кормов было заслушано 4 доклада. Делегация ГДР сообщила о влиянии количества кормов на переваримость (Шиман и др., Росток) и об определении переваримости органического вещества и питательных веществ с помощью метода in vitro (Нерин г, Росток). По вопросам взаимодействия кормов в рационе на переваримость представлен доклад Дмитроченко, Ленинград. Болгарской делегацией был представлен доклад по вопросам влияния измельчения и гранулирования на переваримость грубых кормов (Сандев и Даржанов, Костинброд). Результаты обсуждения проблематики переваримости приводятся в кратком протоколе (стр. 113).

Обсуждение дальнейшего совершенствования аналитики кормов велось с позиций необходимости замены до 1975 г. метода Веендера более современными методами анализа. Делегация ГДР представила доклад по вопросам определения растворимых углеводов и лигнина (Б. Хофман и др., Росток), делегация ПНР по вопросам определения пентозанов (Скульмовски, Пулави), делегация ВНР по определению лигнина (Сентмихай, Будапешт), а делегация СРР по определению общего содержания жиров в кормах (Тащенко и Пэлэмару, Бухарест).

Все доклады были обсуждены, и на основе обсуждения были составлены программа работ (см. краткий протокол, стр. 116) до следующего совещания, которое состоится осенью 1972 г. в Румынии, повестка дня совещания и концепция дальнейшей разработки темы в период перспективного плана на принципе разделения труда.

Summary

Title of the paper: Feed evaluation and measurement of feed value (XI)

The 10th meeting of the Working Group „Feed Evaluation and Methods for Feed Value Measurement" whose activities are to be coordinated in future under the COMECON-subject 6.2. of the Standing Commission of Agriculture, took place in the Bulgarian Academy of Agricultural Sciences from October 6th to 9th, 1970.
The Meeting was opened with reports on the evaluation of the experiments conducted in the individual countries on the question of standards following the methodological instructions of the working group (L. HOFFMANN, Rostock). Important experimental bases regarding that problem are contained in the two contributions delivered by PLATIKANOV et al., Sofia, and in the contribution by PĂLĂMARU et al., Bucarest.
Four papers were read on the problem of digestibility as a factor of feed evaluation. The GDR delegation reported on the influence of the ration level on digestibility (SCHIEMANN et al., Rostock) and on the determination of the digestibility of organic matter and nutrients using in vitro methods (NEHRING, Rostock). A contribution was presented by DMITROČENKO, Leningrad, concerning the correlative effects of different feedstuffs in the ration on digestibility. The Bulgarien delegation reported on the influence of grinding and granulating on the digestility of coarse fodders (SANDEV and DARDŽONOV, Konstinbrod). The results of the discussions on the problem of digestibility are contained in the proceedings of the session (see p. 113f.).
The further development of feedstuff analytics was discussed with a view to replacing by 1975 the WEENDER analysis by a more up-to-date analytical procedure. Contributions on this aspect were presented by the GDR delegation, the main problems being those related with the determination of soluble carbohydrates and lignine (B. HOFFMANN et al., Rostock); by the Polish delegation, with the emphasis being put on the estimation of pentosans (SKULMOVSKI, Pulawy); by the Hungarian delegation on lignine estimation (SZENTMIHALYI, Budapest); and by the Roumanian delegation on the determination of total fat contents in feedstuffs (TAŞCENKO and PĂLĂMARU, Bucarest).
All papers were discussed, and the working programme covering the period until the next meeting to be held in Roumania in autumn 1972, the agenda for that meeting as well as the conception for the labour-dividing treatment of the subject during the long-range planning period were adopted.

* (see proceedings, p 116)

Anschriften der Verfasser

Dr. B. Hoffmann
Dr. L. Hoffmann
Dr. W. Jentsch
Prof. Dr. Dr. h. c. mult. K. Nehring
Prof. Dr. R. Schiemann
Dr. H. Wittenburg
DC Zwierz
Oskar-Kellner-Institut für Tierernährung des Forschungszentrums für Tierproduktion Dummerstorf-Rostock der Deutschen Akademie der Landwirtschaftswissenschaften zu Berlin
25 Rostock, Justus-v.-Liebig-Straße 1
Prof. Dr. N. Platikanov
Bulgarische Akademie der Landwirtschaftswissenschaften Sofia, Dragan-Zankow-Str. Nr. 6
Dr. B. Češmedžiev
Dr. T. Dardžonov
Dr. M. Kanev
Dr. P. Pana'otov
Dr. S. Sandev
Dr. G. Zlatarev
Institut für Tierzuchtforschung der Bulgarischen Akademie der Landwirtschaftswissenschaften Kostinbrod bei Sofia
Dr. C. Berbeci
Dr. E. Constantinescu
Doz. Dr. E. Pălămaru
Dr. M. Sîrbu
Dr. V. Taşcenco
Institutul de Cercetări pentru
Nutriţia Animalelor
Şos. Bucureşti – Ploieşti km. 18, Of. Baloteşti
Prof. Dr. A. P. Dmitročenko
Institut für Fütterung landwirtschaftlicher Nutztiere Leningrad –Puschkin. Komsomolskaja 14
Dr. A. Szentmihalyi
Forschungsinstitut für Tierzucht Budapest II, Kitaibel Pal-Utca 4
Prof. Dr. J. Skulmowski
Institut für Zootechnik der Polnischen Akademie der Wissenschaften Pulawy

DEUTSCHE
DEMOKRATISCHE
REPUBLIK
DEUTSCHE AKADEMIE
DER
LANDWIRTSCHAFTS-
WISSENSCHAFTEN
ZU BERLIN

SITZUNGSBERICHTE

1970 · Band XIX · Heft 1–4

Inhalts-, Autoren- und Sachverzeichnis

AKADEMIE-VERLAG · BERLIN · 1972

Herausgeber: Deutsche Demokratische Republik
Deutsche Akademie der Landwirtschaftswissenschaften zu Berlin
Erschienen im Akademie-Verlag GmbH, 108 Berlin, Leipziger Straße 3–4

Lizenznummer: 202 · 100/593/72
Herstellung: IV/2/14 · VEB Druckerei »Gottfried Wilhelm Leibniz«, 445 Gräfenhainichen/DDR
Bestellnummer: 2141/19
Printed in German Democratic Republic

Inhaltsverzeichnis

Heft 4:

Autorenverzeichnis

Sachverzeichnis

Kolibri 360 GmbH
Ferdinand-Jühlke-Straße 7
99095 Erfurt, Deutschland
produktsicherheit@kolibri360.de